Imen Ouertani

Alterações climáticas e doenças infecciosas dos animais

Imen Ouertani

Alterações climáticas e doenças infecciosas dos animais

Imprint

Any brand names and product names mentioned in this book are subject to trademark, brand or patent protection and are trademarks or registered trademarks of their respective holders. The use of brand names, product names, common names, trade names, product descriptions etc. even without a particular marking in this work is in no way to be construed to mean that such names may be regarded as unrestricted in respect of trademark and brand protection legislation and could thus be used by anyone.

Cover image: www.ingimage.com

This book is a translation from the original published under ISBN 978-620-6-72901-3.

Publisher:
Sciencia Scripts
is a trademark of
Dodo Books Indian Ocean Ltd. and OmniScriptum S.R.L publishing group

120 High Road, East Finchley, London, N2 9ED, United Kingdom
Str. Armeneasca 28/1, office 1, Chisinau MD-2012, Republic of Moldova, Europe
Managing Directors: Ieva Konstantinova, Victoria Ursu
info@omniscriptum.com

Printed at: see last page
ISBN: 978-620-8-36779-4

Índice

Introdução

As alterações climáticas referem-se a variações a longo prazo da temperatura e dos padrões meteorológicos. Estas variações podem ser naturais, devido, por exemplo, a variações no ciclo solar ou a erupções vulcânicas maciças. No entanto, desde o século XIX, as actividades humanas têm sido a principal causa das alterações climáticas, principalmente devido à queima de combustíveis fósseis como o carvão, o petróleo e o gás. As emissões que provocam as alterações climáticas provêm de todas as regiões do planeta e afectam toda a gente, mas alguns países produzem mais do que outros. Os sete maiores emissores de gases com efeito de estufa são a China, os Estados Unidos, a Índia, a União Europeia, a Indonésia, a Federação Russa e o Brasil, que, em 2020, foram responsáveis por metade de todas as emissões. (Badillo 2024).

O impacto das alterações climáticas na emergência e reemergência de doenças animais foi confirmado pela maioria dos países e territórios membros da OIE, de acordo com um inquérito global realizado pela OIE junto de todos os seus delegados nacionais e apresentado pelo Dr. Peter Black, relator australiano, na Assembleia. As três doenças emergentes mais frequentemente citadas por 126 dos 174 países membros do OIE que participaram no estudo são: a febre catarral, a febre do Vale do Rift e a febre do Nilo Ocidental. Além disso, 58% dos países identificaram o aparecimento recente de pelo menos uma doença emergente ou reemergente no seu território como estando diretamente relacionado com as alterações climáticas. As alterações climáticas alteram a natureza e a probabilidade de ocorrência de doenças animais numa determinada região. Sob a sua influência, observou-se, por exemplo, que as epizootias devidas a doenças transmitidas por vectores se tornaram mais frequentes e afectam agora uma área geográfica mais vasta. No entanto, os riscos sanitários continuam a variar de uma região para outra (Black e Nunn 2009, Ministério da Agricultura 2023).

A emergência de uma doença é impulsionada por múltiplos factores, incluindo alterações no ambiente (incluindo as alterações climáticas), alterações sociais e demográficas (incluindo a globalização) e alterações nas políticas e sistemas de saúde pública. Os mesmos factores podem favorecer o ressurgimento de doenças endémicas (ou seja, um aumento da incidência ou um ressurgimento sob a forma de epidemias). O clima e as alterações climáticas podem ter efeitos diretos na emergência e reemergência de doenças infecciosas, influenciando a sobrevivência de agentes patogénicos, a sobrevivência e a reprodução de vectores artrópodes, a contaminação da água e, no caso das zoonoses, a abundância de hospedeiros reservatórios (ou seja, animais portadores de micróbios) (Ogden e Gachon 2019).

A deteção precoce é a chave para um diagnóstico e uma resposta rápidos, bem como para uma gestão eficaz das doenças animais emergentes. Algumas doenças animais emergentes são contagiosas e propagam-se rapidamente através das fronteiras. A resposta rápida e a gestão das doenças animais numa fase precoce são essenciais para a aplicação de medidas de biossegurança eficazes, cujos objectivos são :

- Limitar a propagação da doença a outras explorações e evitar uma epidemia ou limitar as suas consequências;

- Aplicar medidas de controlo adequadas e ser capaz de comunicar eficazmente sobre as mesmas;

- Reduzir o custo, a dificuldade e a dimensão da luta e obter melhores resultados. As consequências de uma doença ou de uma epidemia podem ser reduzidas se os perigos forem detectados precocemente e se houver um intercâmbio rápido de informações entre os parceiros envolvidos. Uma rede de criadores-veterinários-autoridades que funcione bem no terreno, com uma transmissão óptima de informações, é de importância crucial na luta contra as doenças animais emergentes (Barnouin e VOURC'H 2004).

Estas doenças podem ter consequências importantes em termos de saúde pública e animal, bem como em termos económicos e sociais. Devido ao seu impacto socioeconómico, são particularmente preocupantes para o sector primário da produção animal, especialmente para os criadores de gado (Diricks 2018).

Parte 1: Panorama das alterações climáticas e das doenças emergentes

A. Alterações climáticas

I. Definições

1. O clima

A Organização Meteorológica Mundial (OMM) define "clima" como "a soma das condições meteorológicas numa determinada região, caracterizada pelas estatísticas a longo prazo das variáveis do estado da atmosfera". As mudanças sazonais, como a transição do inverno para a primavera, o verão e o outono nas zonas temperadas e da humidade para a seca nas regiões tropicais, também fazem parte do clima (MelloukiHanane 2023).

2. Alterações climáticas

A expressão "alterações climáticas" designa as variações da temperatura e das condições meteorológicas a longo prazo. Estas variações podem ser um fenómeno natural, mas, desde o início do século XIX, resultam principalmente da atividade humana, nomeadamente da utilização de combustíveis fósseis (como o carvão, o petróleo e o gás), que produzem gases com efeito de estufa (Nações Unidas 2024).

3. Efeito de estufa

O efeito de estufa é um fenómeno natural que resulta da presença na atmosfera de gases (vapor de água, dióxido de carbono, metano, etc.) que absorvem a radiação térmica infravermelha emitida pelas superfícies da Terra, sem a qual a temperatura média global seria de cerca de -18°C em vez de +15°C. Esta reserva de calor contribui para a manutenção de temperaturas favoráveis à vida na Terra (Seguin e Soussana 2008).

II. Principais manifestações das alterações climáticas

Muitas pessoas pensam que as alterações climáticas têm sobretudo a ver com o aumento das temperaturas. Mas o aumento das temperaturas é apenas o início do problema. Como a Terra é um sistema interconectado, uma mudança num lugar pode ter repercussões em todos os outros lugares.

As consequências actuais das alterações climáticas incluem secas intensas, escassez de água, incêndios graves, subida do nível do mar, inundações, fusão do gelo polar, tempestades catastróficas e declínio da biodiversidade (Barnouin e Sache 2010, Ogden e Gachon 2019, Nações Unidas 2024).

1. Aumento da temperatura

Uma das principais manifestações das alterações climáticas é o aumento da temperatura à superfície da Terra. A temperatura da superfície global é 1,1°C superior à registada no século XIX (Fig. 1), antes da revolução industrial. A última década (2011-2020) foi a mais quente de que há registo, e cada uma das décadas anteriores foi mais quente do que qualquer década desde 1850. Em quase todas as regiões do mundo, os dias muito quentes e as vagas de calor estão a aumentar. O ano de 2020 foi um dos mais quentes de que há registo. O aumento das temperaturas está a provocar um aumento das doenças relacionadas com o calor e pode dificultar o trabalho e as deslocações. Além disso, os incêndios florestais começam mais facilmente e propagam-se mais rapidamente quando as temperaturas são mais elevadas. (Barnouin e Sache 2010, Nações Unidas 2024).

Numa série de relatórios das Nações Unidas, milhares de cientistas e avaliadores governamentais concordaram que conter o aumento da temperatura global em 1,5°C ajudaria a evitar os piores efeitos das alterações climáticas e a manter um clima habitável. No entanto, com base nos actuais planos nacionais para o clima, a estimativa central do aquecimento deverá atingir 2,7°C até ao final do século, em comparação com os níveis pré-industriais, mas existe uma probabilidade de 10% de que o aquecimento atinja 3,5°C. Não se pode excluir um aumento da temperatura global superior a 5°C (fig.2) (Quiggin, De Meyer et al. 2021, Nações Unidas 2024).

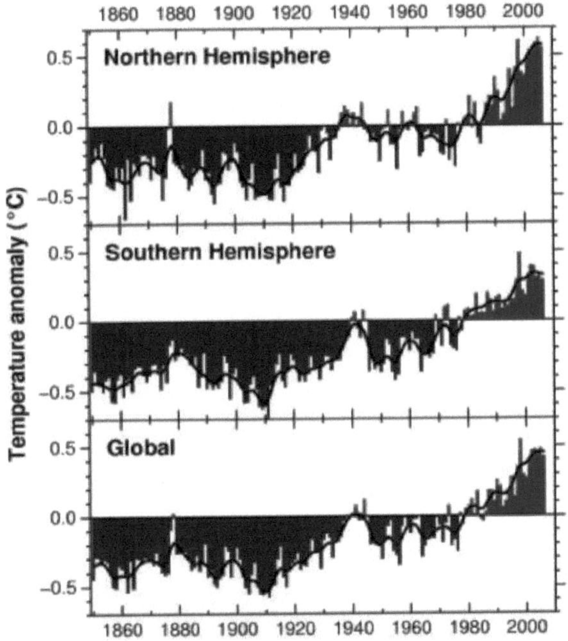

Figura 1: Alterações das temperaturas hemisféricas e globais à superfície
(Barnouin e Sache 2010)

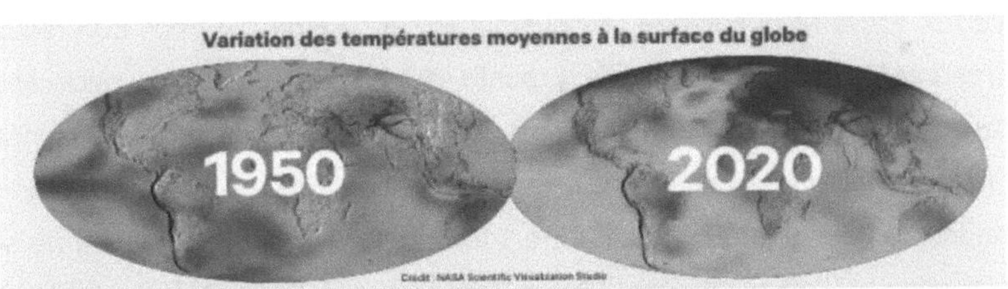

Figura 2: Variação das temperaturas médias globais à superfície
(Quiggin, De Meyer et al. 2021)

Com o passar do tempo, o aumento das temperaturas está a perturbar as condições climáticas e a romper o equilíbrio natural normal. Esta situação comporta numerosos riscos para os seres humanos e todas as outras formas de vida na Terra. Os indicadores biológicos, como a deslocação das populações animais em terra e no mar e a alteração das datas das actividades agrícolas sazonais, também apontam para o início do aquecimento global. Embora difíceis de quantificar, estes factores são importantes e têm consequências em numerosos domínios de atividade profissional, onde são amplamente tomados em consideração (Puget, Blanchet et al. 2010, Nações Unidas 2024).

2. Aumento da severidade das tempestades

As mudanças de temperatura, por sua vez, levam a mudanças na precipitação. Isto resulta em tempestades mais violentas e mais frequentes, que podem causar inundações e deslizamentos de terras, destruir casas e comunidades e custar milhares de milhões de dólares (Barnouin e Sache 2010, Nações Unidas 2024).

3. Aumento da seca

Cada vez mais regiões estão a enfrentar escassez de água. As secas podem causar tempestades de areia e poeira destrutivas, capazes de deslocar milhares de milhões de toneladas de areia através dos continentes. Com a desertificação, as terras aráveis também estão a diminuir. Atualmente, muitas pessoas correm o risco de ficar sem água. No Sahel, em 2020, cerca de 13,4 milhões de pessoas no Mali, no Níger e no Burkina Faso necessitavam de ajuda humanitária devido à seca. Em termos históricos, a área global de terra afetada pela seca duplicou em 2019. Prevê-se que a falta de água durante a seca de 2012 nos EUA reduza o crescimento do PIB em 0,5 a 1 ponto percentual, tendo sido declaradas catástrofes naturais em 71% dos países. Em 2020, a seca na província chinesa de Yunnan afectou 1,5 milhões de pessoas. Cerca de uma centena de rios foram cortados, 180 reservatórios secaram e 140 poços de irrigação deixaram de ser abastecidos com água suficiente (Puget, Blanchet et al. 2010, Quiggin, De Meyer et al. 2021, Nações Unidas 2024).

Até 2040, o Norte de África, o Médio Oriente, a Europa Ocidental e Central e a América Central verão mais de 10% das respectivas populações afectadas por secas graves e prolongadas (fig. 3).

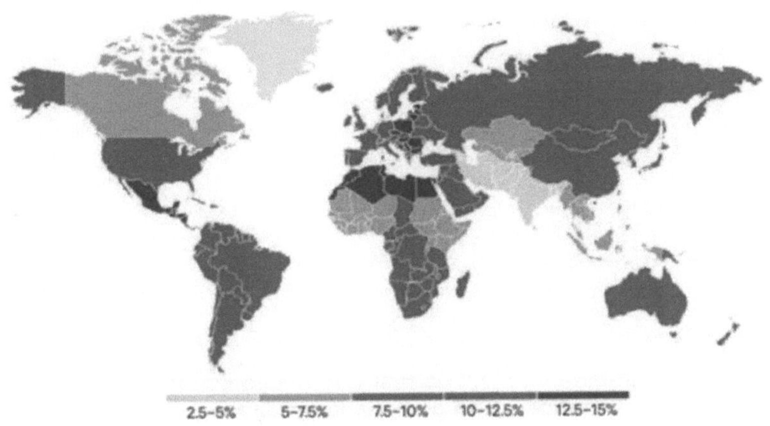

Figura 3: Proporção da população afetada por secas graves e prolongadas todos os anos

(Quiggin, De Meyer et al. 2021)

4. Aquecimento global e subida dos oceanos

Os oceanos estão a absorver grande parte do calor resultante do aquecimento global. Esta situação está a provocar a fusão das calotas polares e a subida do nível do mar, ameaçando as comunidades costeiras e insulares. É provável que as inundações costeiras ocorram durante um período mais longo. A estimativa central a longo prazo da subida do nível do mar é de cerca de 12 metros, se o aumento da temperatura se mantiver nos 2ºC. Esta subida poderá ocorrer ao longo de 500 anos ou 10 000 anos: as escalas temporais são extremamente incertas (fig.4).

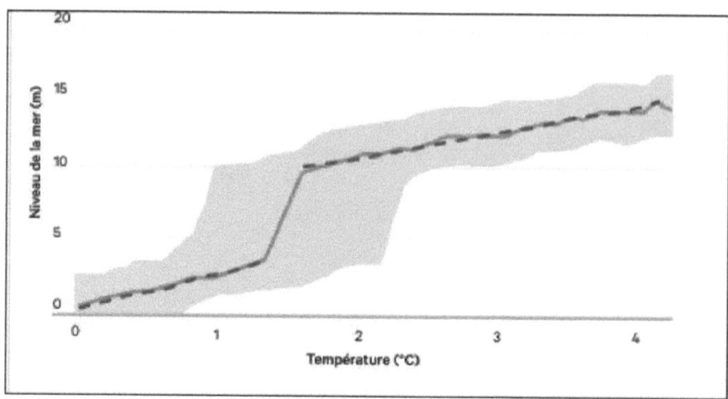

Figura 4: Subida do nível do mar em função do aumento da temperatura global a longo prazo

(Quiggin, De Meyer et al. 2021)

Os oceanos também absorvem o dióxido de carbono da atmosfera. No entanto, o aumento do dióxido de carbono está a tornar os oceanos mais ácidos, o que põe em perigo a vida marinha. Atualmente, mil milhões de pessoas vivem em terras situadas a menos de 10 metros acima da atual linha da maré alta, incluindo 230 milhões de pessoas que vivem a menos de um metro acima da atual linha da maré alta. Em 2020, registaram-se mais 23% de inundações do que a média anual de 163 eventos durante o período 2000-2019 e mais 18% de mortes relacionadas com inundações do que a média anual de 5 233 mortes (Barnouin e Sache 2010, Puget, Blanchet et al. 2010, Quiggin, De Meyer et al. 2021, Nações Unidas 2024).

5. Perda de biodiversidade

As alterações climáticas estão a ameaçar a sobrevivência das espécies em terra e nos oceanos. Quanto mais elevadas forem as temperaturas, maiores serão os riscos. Incêndios florestais, condições climatéricas extremas, espécies nocivas e doenças são apenas algumas das muitas ameaças associadas às alterações climáticas. Enquanto algumas espécies são capazes de se deslocar e sobreviver, outras não conseguem (Barnouin e Sache 2010, Nações Unidas 2024).

6. Escassez de alimentos

O aumento da fome e da subnutrição no mundo deve-se, nomeadamente, às alterações climáticas e ao aumento dos fenómenos meteorológicos extremos. Os recursos haliêuticos, as culturas e os efectivos pecuários estão expostos ao risco de destruição ou de perda de produtividade. Além disso, o stress térmico pode levar a uma redução dos recursos hídricos e dos prados para pastagem (Puget, Blanchet et al. 2010).

Nos últimos anos, a seca e as vagas de calor regionais causaram perdas de colheitas de 20 a 50% em todo o mundo. Na Austrália, uma seca grave provocou uma quebra de 50 % nas colheitas de trigo durante dois anos consecutivos (2006-2007) e uma quebra de 50 % nas colheitas. Na Europa Central e Setentrional, a vaga de calor de 2018 provocou várias quebras de colheitas e perdas de rendimento até 50%. Na província chinesa de Liaoning, anos de seca levaram a uma redução de 20% a 25% nas colheitas de milho. Até 2040, a proporção de terras agrícolas mundiais afectadas por secas graves, equivalentes às registadas na Europa Central em 2018 (perdas de rendimento de 50 %), deverá atingir 32 % por ano, mais do triplo da média histórica (Quiggin, De Meyer et al. 2021, Nações Unidas 2024).

7. Aumento dos riscos para a saúde

A alteração dos padrões climáticos favorece a propagação de doenças como a malária. Os fenómenos meteorológicos extremos conduzem a um aumento do número de doenças e mortes e prejudicam os sistemas de saúde. Outros riscos para a saúde incluem um aumento da fome e da subnutrição em regiões onde é impossível cultivar ou encontrar alimentos suficientes (Barnouin e Sache 2010, Nações Unidas 2024).

As alterações climáticas são responsáveis por mudanças na distribuição e abundância dos vectores. Têm um impacto na dinâmica de transmissão e propagação dos agentes patogénicos e contribuem para a evolução de novas caraterísticas destes agentes, como a virulência e a resistência antimicrobiana.

São também responsáveis pela modificação das trajectórias migratórias das aves (Tazerji, Nardini et al. 2022).

8. Pobreza e deslocação

As alterações climáticas agravam os factores que contribuem para a pobreza. Por exemplo, as inundações podem varrer os bairros de lata, destruindo casas e meios de subsistência; o calor pode dificultar o trabalho ao ar livre. Todos os anos, as catástrofes relacionadas com o clima deslocam 23 milhões de pessoas, tornando-as ainda mais vulneráveis à pobreza (Barnouin e Sache 2010, Masson-Delmotte, Zhai et al. 2021, Nações Unidas 2024).

III. Factores subjacentes às alterações climáticas

São vários os factores que estão na origem das variações climáticas, sejam elas naturais ou não. Inicialmente, será mais simples considerar apenas as chamadas variações naturais (Barnouin e Sache 2010).

1. Os factores naturais das alterações climáticas

O clima da Terra varia naturalmente, sem intervenção humana, de acordo com ciclos e acontecimentos específicos. A variabilidade climática global é normal e deve-se a flutuações nas correntes oceânicas, erupções vulcânicas, radiação solar, parâmetros astronómicos e outros componentes do sistema climático. Estas alterações são pequenas e têm pouco impacto (Barnouin e Sache 2010, Swynghedauw e Wemeau 2021).

2. O papel do homem no aquecimento global

É importante fazer uma distinção clara entre aquecimento global e alterações climáticas, sendo o aquecimento uma das causas das alterações climáticas.

Quando as emissões de gases com efeito de estufa se multiplicam, estes gases actuam como um cobertor à volta da Terra, retendo o calor do sol. Trata-se de um fenómeno natural que contribui para a manutenção das temperaturas médias. No entanto, o aumento da concentração de gases com efeito de estufa na atmosfera, resultante da atividade humana, está a intensificar o fenómeno, provocando o aquecimento global e as alterações climáticas. Atualmente, a Terra está a aquecer mais rapidamente do que nunca (Nações Unidas 2024).

Os cientistas demonstraram que os seres humanos são responsáveis por uma grande parte do aquecimento global registado nos últimos 200 anos. As actividades humanas, que produzem emissões principalmente de dióxido de carbono (CO2), metano (CH4) e óxido nitroso (N2O), estão na origem das alterações climáticas. Estas emissões resultam, por exemplo, da utilização de combustíveis para alimentar os veículos ou de carvão para aquecer os edifícios. A limpeza de terrenos e florestas também pode levar à libertação de dióxido de carbono. A agricultura e os motores de combustão são uma importante fonte de emissões de metano. A utilização excessiva de fertilizantes azotados e certos processos químicos são responsáveis pela emissão de óxido nitroso (N2O) (Fig. 5).

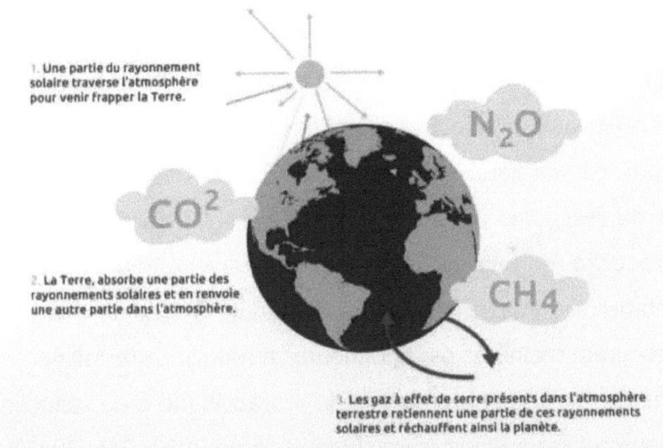

Figura 5: Gases com efeito de estufa responsáveis pelo aquecimento global

(Badillo 2024)

Os sectores da energia, da indústria, dos transportes e da construção, bem como a utilização dos solos, contam-se entre os principais emissores de gases com efeito de estufa (Gérin, Gosselin et al. 2003, Masson-Delmotte, Zhai et al. 2021,

Nações Unidas 2024).

Os grandes maciços florestais dos trópicos (bacia amazónica, bacia do Congo, Indonésia e Nova Guiné) desempenham um papel fundamental em termos de clima. No entanto, estas zonas florestais estão sujeitas a uma forte pressão humana, nomeadamente a desflorestação para a venda de madeira ou a cultura de palmeiras de óleo. As consequências climáticas da desflorestação traduzem-se localmente em desertificação, pois os solos secam (Barnouin e Sache 2010).

Outras actividades humanas contribuem para as alterações climáticas, como a poluição das águas terrestres por águas residuais industriais, a intensificação da criação de gado e da produção alimentar e a utilização excessiva e descontrolada de pesticidas (Gérin, Gosselin et al. 2003, Masson-Delmotte, Zhai et al. 2021).

O relatório da FAO intitulado "A sombra da pecuária" conclui que o sector da pecuária é largamente responsável pelos danos ambientais a todos os níveis, do local ao global. O relatório defende que a produção animal deve estar no centro das políticas relativas às alterações climáticas, à degradação dos solos, à escassez de água, à poluição da água e à perda de biodiversidade. Existe claramente uma vasta gama de respostas possíveis que podem ser implementadas ao nível do sector de produção, do país ou da região. É provável que a tendência geral para a criação intensiva e industrial de gado continue, à medida que as sociedades humanas procuram melhorar os rendimentos e reduzir as terras necessárias para a agricultura. Os mesmos argumentos de rentabilidade e de redução das terras disponíveis aplicam-se à aquicultura (Black e Nunn 2009, FAO 2020).

B. Doenças infecciosas animais emergentes e reemergentes

I. Definições

1. Doenças infecciosas

As doenças infecciosas são causadas por agentes patogénicos (bactérias, vírus, parasitas e fungos) e propagam-se, direta ou indiretamente, de uma pessoa para outra.

Estas doenças podem ser divididas em três categorias: as que têm uma elevada taxa de mortalidade, as que causam uma incapacidade significativa na população e as que, dada a rapidez e imprevisibilidade da sua propagação, podem ter consequências graves à escala mundial (OMS).

Existem dois modos de transmissão das doenças infecciosas: a transmissão direta e a transmissão indireta. A transmissão indireta implica a utilização de um vetor. As doenças transmitidas por vectores são descritas principalmente por um "complexo patogénico". Este complexo é constituído pelos três elementos principais do ciclo epidemiológico: o agente patogénico, o hospedeiro e o vetor, bem como pelas relações entre estes três elementos (Chevalier, Courtin et al. 2015, Shongo, Lubala et al. 2020).

2. Agente patogénico
Trata-se de seres vivos (organismos pertencentes a uma das 4 famílias seguintes: bactérias, vírus, parasitas, fungos microscópicos) ou de seres inanimados (toxinas), ditos patogénicos porque são susceptíveis de provocar infecções ou toxi-infecções (Ajana et al 2022).

3. Factores de desencadeamento
Causas ou riscos associados à presença de doenças emergentes ou reemergentes, tais como factores antropogénicos, ambientais, comportamentais, demográficos ou biológicos (Tazerji, Nardini et al. 2022).

4. Doença emergente
A emergência, na sua dimensão de acontecimento, corresponde à ocorrência de uma situação inesperada que envolve um elemento de desconhecido e de "proximidade de si próprio". O valor de acontecimento atribuído ao conceito de doença emergente pode levar a que qualquer problema de saúde significativo, especialmente se ocorrer sob a forma de epidemia, seja apresentado como uma doença emergente. Em termos epidemiológicos, a emergência de uma doença pode levar a uma ampla cobertura mediática e à adoção de medidas draconianas baseadas no princípio da precaução, como no caso da BSE e dos vírus da gripe H5N1 e HN1 (Barnouin e Sache 2010).

A Organização Mundial de Saúde (OMS) define as doenças emergentes como: "As doenças emergentes são aquelas que aparecem pela primeira vez numa população, ou que provavelmente já existiam anteriormente e apresentam um aumento súbito da incidência ou da distribuição geográfica" (OMS 2024).

A Organização Mundial da Saúde Animal (OIE) define as doenças emergentes como um novo aparecimento, num animal, de uma doença, infeção ou infestação com repercussões significativas na saúde animal ou humana (SARS, gripe aviária, por exemplo) (Wang, Thitithanyanont et al. 2021, Wannous 2024).

Outra definição mais pormenorizada "Uma doença animal emergente é uma doença animal cuja incidência (ou seja, o número de novos casos de animais doentes) aumenta significativamente numa determinada região, numa determinada população (animal ou humana) e durante um determinado período de tempo, sendo isto independente das flutuações sazonais habituais da doença." (Toma e Thiry 2003, Diricks 2018).

Uma definição partilhada pela OMS e pela OMSA define uma doença emergente como: "uma doença emergente é uma doença cuja incidência real aumenta significativamente numa determinada população, numa determinada região e durante um determinado período, em comparação com a situação epidemiológica habitual para esta doença. Esta definição aplica-se igualmente a doenças humanas, animais e vegetais. Mesmo que as doenças emergentes sejam principalmente de natureza infecciosa, podem envolver outros tipos de doenças, sejam elas tóxicas, metabólicas ou outras" (Shongo, Lubala et al. 2020).

Uma doença emergente pode evoluir de quatro formas diferentes ao longo do tempo, dependendo do número de casos registados (fig. 6)

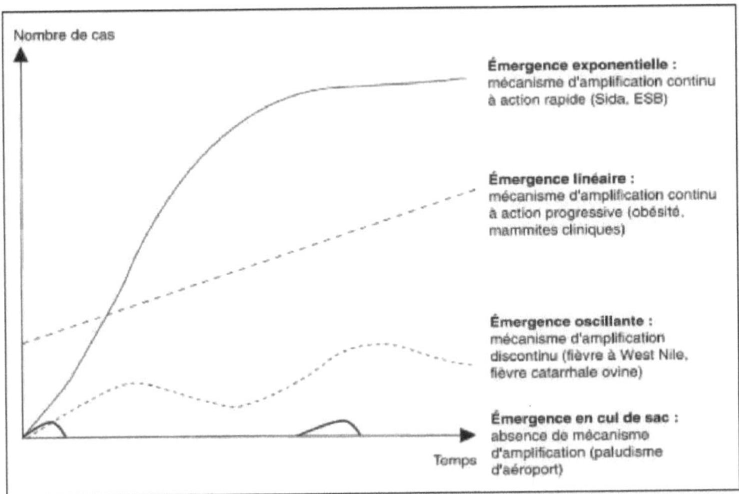

Figura 6: Tendência temporal do número de casos e do tipo de doença emergente

(Barnouin e Sache 2010)

As doenças emergentes podem ser descritas de várias formas: (Diricks 2018)

- Pode ser uma nova doença causada por um novo agente patogénico, até então desconhecido, por exemplo, a doença de Schmallenberg que, até 2011, era uma doença desconhecida antes de ser identificada na sequência de uma série de abortos.

- Pode ser uma doença causada por um microrganismo que sofreu uma mutação, como a gripe das aves.

- Pode tratar-se de uma doença que existe numa determinada região, mas cujo número de novos casos em animais aumenta durante um determinado período, por exemplo, doenças transmitidas por carraças, como a erliquiose, a babesiose e a borreliose, que acompanharão o aumento sazonal das carraças ou em resultado das alterações climáticas.

- existem doenças animais em risco de emergência. Trata-se de doenças que ainda não estão presentes numa determinada região, mas que existem noutros países ou regiões, e para as quais o risco de introdução é real, por exemplo, o risco de introdução da febre aftosa a partir de países vizinhos (Diricks 2018).

5. Doença reemergente

A OMS define uma doença reemergente como "uma doença que, em determinada altura, representou um problema de saúde importante antes de diminuir e reaparecer recentemente, causando complicações de saúde importantes (por exemplo, peste, febre amarela) (Wang, Thitithanyanont et al. 2021, Wannous 2024).

Estas são doenças que existiram numa determinada região, foram erradicadas ou desapareceram, mas estão a reaparecer ou correm o risco de reaparecer nessa região, por exemplo, a Bélgica esteve fortemente contaminada com brucelose bovina até ao final da década de 1980, antes de se tornar "oficialmente livre" em 2003. Entre 2010 e 2013, foram novamente identificados vários surtos de brucelose na Bélgica (Diricks 2018).

II. As condições para o aparecimento de uma doença

Para que uma doença contagiosa dos animais surja numa região e provoque uma epidemia/pandemia (fig. 7), devem estar reunidas três condições:

1. Deve ser introduzida numa exploração com animais susceptíveis à doença (por exemplo, através da introdução de um animal doente na sequência de trocas comerciais a partir de um país infetado) e infetar os animais aí existentes;

2. deve estabelecer-se (persistir) na exploração e na região (por exemplo, devido à sobrevivência de insectos vectores na sequência do aquecimento global);

3. deve propagar-se às explorações vizinhas, por exemplo, devido à deslocação de insectos vectores, e eventualmente a toda a região, por exemplo, devido ao transporte de animais infectados. Isto leva mais ou menos tempo, dependendo do grau de contagiosidade das doenças (Diricks 2018).

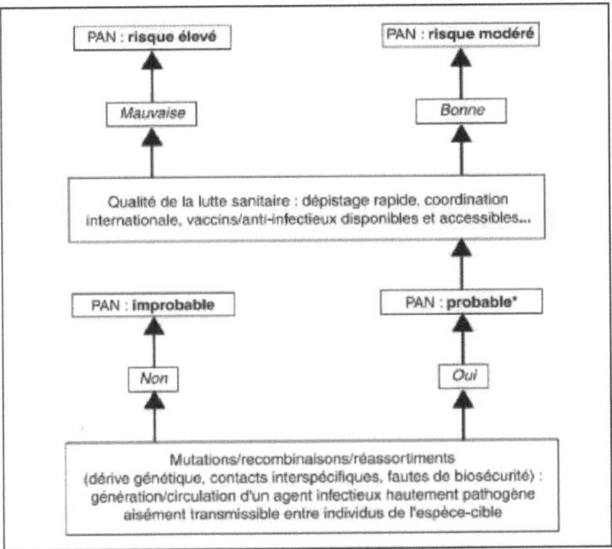

Figura 7: Condições para a emergência de uma pandemia - Gripe Panzoótica (PAN)

(Barnouin e Sache 2010)

III. os factores determinantes da emergência de uma doença infecciosa :

São muitos os factores que determinam o aparecimento de doenças, incluindo a evolução dos agentes patogénicos, a demografia humana e animal, as alterações nas práticas agrícolas e as alterações ambientais (Fig. 8). Os factores sociais e culturais, como os hábitos alimentares e as crenças religiosas, também desempenham um papel importante (Dufour 2017, OMS 2024).

O aumento médio da temperatura, inclusive no inverno, permite que os insectos transmissores de doenças animais persistam em regiões pouco habituais. Verifica-se um aumento do número de mosquitos e carraças capazes de transmitir numerosas doenças. Exemplos disso são a maior facilidade de sobrevivência dos Culicoides, vectores do vírus da língua azul, no inverno e o aumento do número de carraças no Norte da Europa (Diricks 2018).

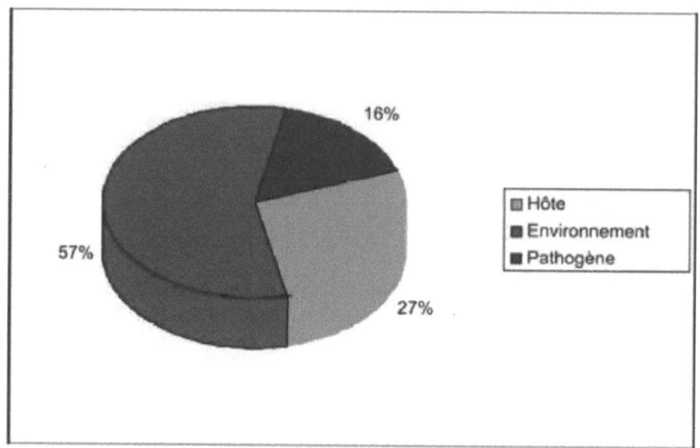

Figura 8: Peso relativo (em percentagem) dos três factores determinantes do aparecimento de doenças infecciosas

(Pepin, Boireau et al. 2007)

1. Factores ligados ao agente patogénico :

Os agentes patogénicos infecciosos evoluem como todas as espécies vivas. No entanto, geralmente evoluem rapidamente devido ao seu ciclo de vida muito curto e ao seu modo de reprodução. Quer se trate de vírus ou de bactérias, a sua multiplicação depende das suas interações com as espécies que infectam. Quanto maior for o número de interações, maior será a multiplicação dos agentes patogénicos e maior será a evolução destes agentes. Os vírus de ARN (em particular os vírus de ARN segmentado, como os vírus da gripe) são os principais candidatos a essa evolução. Os inevitáveis erros de transcrição podem levar a alterações evolutivas. O grande número de vírus da mesma família é também um fator de troca de material genético entre eles, o que pode levar a alterações adaptativas. Nos últimos anos, surgiram várias doenças como resultado destas evoluções genéticas.

O recente aumento preocupante de bactérias multi-resistentes aos antibióticos é outro exemplo da evolução prejudicial dos agentes patogénicos.

Consequentemente, as alterações nos agentes patogénicos que levam ao aparecimento de doenças infecciosas estão essencialmente ligadas a alterações no genoma (Pepin, Boireau et al. 2007):

- A aquisição de genes de virulência ou de resistência aos antibióticos, como o aumento do poder toxinogénico das estirpes *de Clostridium* que surgiram em certos países;

- A perda de gene(s) de avirulência (bem descrita no mundo dos nemátodos parasitas das plantas e para certas doenças bacterianas);

- O rearranjo dos genes na origem de "superbactérias" como o vírus da gripe espanhola de 1918.

A luta colectiva contra as grandes doenças animais contribuiu também para criar populações sãs mas imunologicamente ingénuas, ou seja, perfeitamente receptivas aos agentes patogénicos que foram erradicados destes países. A seleção genética aplicada a certas produções animais, ao melhorar a produção, também não contribuiu significativamente para a robustez dos indivíduos às grandes doenças. Por exemplo, a febre aftosa, que ainda é comum e relativamente benigna em muitos países do sul, representa uma grande ameaça para o gado melhorado e livre de doenças nos países do norte (Dufour 2017).

2. Factores ligados à atividade humana :

A atividade humana é certamente responsável pelo aparecimento ou reaparecimento de um grande número de doenças infecciosas ou parasitárias, devido a uma série de factores:

- A globalização do comércio de pessoas, animais e respectivos produtos é um fator particularmente importante na propagação rápida e maciça de agentes patogénicos. Além disso, é extremamente difícil lutar eficazmente contra esta propagação, tendo em conta o volume das deslocações e a impossibilidade de controlar o estado de saúde das pessoas antes de viajarem, nomeadamente quando um grande número de pessoas se desloca devido a conflitos, por exemplo. Além disso, os tempos de deslocação muito curtos favorecem a deslocação de indivíduos em fase de incubação. Os controlos dos animais (testes serológicos e quarentenas) são teoricamente possíveis, mas nem sempre são efectuados. Por último, a fauna selvagem (nomeadamente as aves migratórias) não pode ser objeto de qualquer controlo. Os recentes surtos de gripe aviária em animais de criação ilustram os riscos de circulação e de introdução regular de agentes patogénicos através da circulação de animais selvagens (Dufour 2017).

- O aumento das densidades populacionais humanas em várias partes do mundo (Ásia em particular) levou a um aumento correspondente das densidades animais para alimentar essas populações. Estas densidades são propícias ao aparecimento e à circulação de novos agentes patogénicos, tanto mais que nestas zonas, muitas vezes ainda em desenvolvimento, a relação entre os animais domésticos e as populações humanas é muito estreita (Dufour 2017).

- As mudanças no comportamento das pessoas podem também levar ao aparecimento de certas doenças. Por exemplo, a crescente popularidade das actividades ao ar livre nos últimos 30 anos favoreceu o contacto com certos vectores que são potenciais portadores de doenças. O regresso à natureza aplica-se igualmente aos animais nos países desenvolvidos, cujo confinamento em explorações ao ar livre é cada vez mais mal visto pelos consumidores desses países (desenvolvimento de explorações avícolas e suinícolas ao ar livre). Esta prática de "criação ao ar livre" conduz também a novos riscos de reemergência através do contacto com a fauna selvagem portadora de infecções que foram muitas vezes erradicadas das explorações a muito custo (tuberculose bovina, doença de Aujeszky, por exemplo) (Dufour 2017).

Por último, as mudanças tecnológicas ligadas ao progresso foram, por vezes de forma insidiosa (desenvolvimento da *Hsteria* em relação ao desenvolvimento da cadeia de frio), e outras vezes de forma mais explosiva (encefalopatia espongiforme bovina em relação às mudanças no fabrico de farinhas de carne e ossos), a causa do aparecimento de doenças importantes (Dufour 2017).

- A recente moda dos NAC (novos animais de companhia) também apresenta riscos de aparecimento ou reaparecimento de doenças. Os cães da pradaria americanos podem ser portadores de *Yersinia pestis,* os répteis albergam silenciosamente serótipos pouco frequentes de salmonelas nos seus intestinos e a raiva foi, pelo menos uma vez, reintroduzida em França por um peixe-cão egípcio (Dufour 2017).

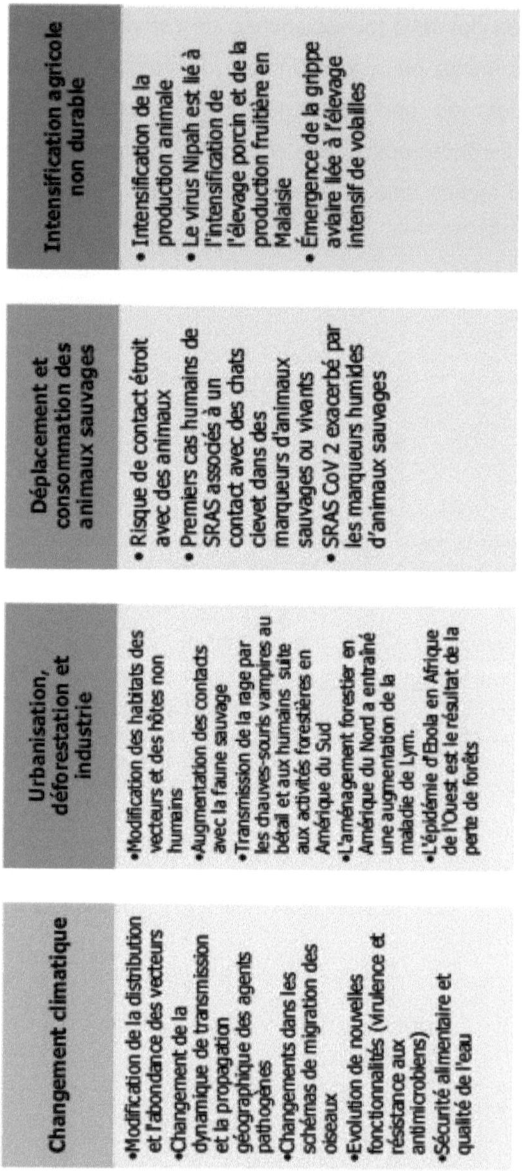

Figura 9: Principais factores do aparecimento de doenças infecciosas ligadas às actividades humanas

3. Factores ambientais

O ambiente e as suas alterações espontâneas também desempenham um papel na emergência ou reemergência de certas doenças. Em primeiro lugar, o aquecimento global, que modifica a distribuição geográfica e as densidades dos vectores voadores e dos reservatórios de vectores ápteros (pequenos roedores e respectivas carraças).

Por exemplo, o aquecimento global é quase certamente responsável pelo estabelecimento, no sul de França, *do Aedes albopictus*, capaz de transmitir um certo número de arboviroses, incluindo a dengue e a febre chikungunya. Outro fator-chave da evolução do ambiente é o aumento significativo do número de animais selvagens nos últimos vinte anos. Estes animais estão infectados com uma variedade de agentes patogénicos (por exemplo, os javalis são portadores do vírus da doença de Aujeszky, ou os íbex no maciço de Bargy estão infectados com *Brucella melitensis*, ou os texugos estão infectados com *Mycobacterium bovis* no sudoeste). Estes animais foram provavelmente as primeiras vítimas de infecções por animais de criação, mas agora que estas infecções foram erradicadas nas explorações, a fauna selvagem infetada constitui um risco de reemergência, particularmente para as explorações "ao ar livre" (Dufour 2017).

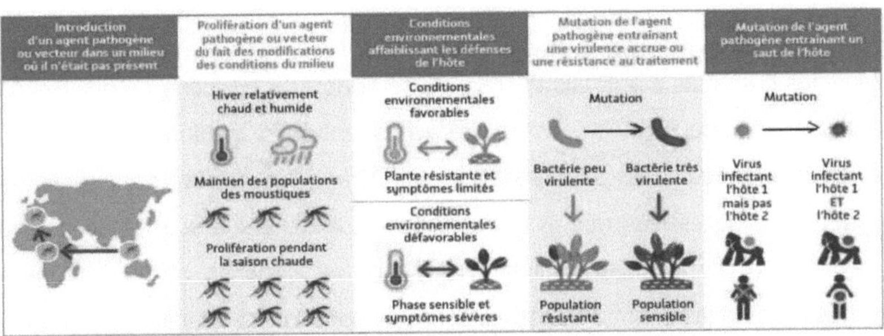

Figura 10: Factores susceptíveis de gerar doenças emergentes

(Sanguine 2021)

Parte 2: Alterações climáticas e doenças animais infecciosas

emergentes e reemergentes

Os parâmetros contextuais locais, como a situação epidemiológica das populações animais (domésticas e selvagens), os métodos de criação e os sistemas de gestão dos riscos pré-existentes, por um lado, e as alterações climáticas, por outro, influenciam a emergência ou reemergência de doenças animais. Atualmente, o estudo das doenças emergentes incide principalmente nos vertebrados terrestres, em particular nos animais domésticos, devido a um melhor controlo da sua proximidade com os seres humanos e ao impacto económico das suas doenças (Thornton, Jones et al. 2010).

A. Impacto das alterações climáticas

As alterações climáticas estão na origem de alterações importantes na fisiologia dos animais, nas regiões em que estão presentes e nos movimentos das populações, bem como na dinâmica epidemiológica das doenças animais, nomeadamente onde existem vectores ou reservatórios. No entanto, inscreve-se numa causalidade multifatorial em que intervêm outros factores: intensificação da pecuária e do comércio internacional, desflorestação antropogénica e artificialização dos solos, etc. Por último, as populações animais estão expostas a riscos sanitários variáveis à escala mundial (Ministério da Agricultura 2023).

I. Impacto na fisiologia animal

As espécies humanas e animais tiveram de se adaptar a períodos de glaciação e de aquecimento, de seca, etc. Estas alterações lentas do ambiente contribuíram para as migrações das populações e induziram alterações genómicas ou epigenéticas progressivas nos indivíduos, optimizando a sua adaptação ao frio, ao calor ou à menor disponibilidade de água. A situação atual de rápidas alterações climáticas levanta questões sobre as consequências para a saúde dos indivíduos e as suas capacidades de adaptação em diferentes idades e em diferentes populações. As alterações climáticas podem ter um impacto direto na fisiologia dos animais: as secas e as vagas de calor provocam stress térmico, levando ao sofrimento, à desidratação, a problemas cardio-respiratórios que podem ser fatais, etc. Estes efeitos manifestam-se em perdas de peso, problemas reprodutivos e alterações comportamentais que, a longo prazo, ameaçam a saúde geral das populações animais e podem alterar os rendimentos produtivos do gado (Ministério da Agricultura 2023).

As doenças não transmissíveis (perturbações metabólicas ou reprodutivas) podem ser a consequência direta das condições meteorológicas, elas próprias afectadas pelas alterações climáticas. No caso dos animais de criação, estes efeitos podem ser exacerbados pela alteração quantitativa e qualitativa da alimentação animal durante fenómenos meteorológicos extremos (seca, ondas de calor, inundações). A diminuição do rendimento forrageiro, a redução do valor nutritivo dos cereais e das pastagens (menor concentração de hidratos de carbono solúveis em água e de azoto; maior concentração de lenhina e de componentes da parede celular), as dificuldades de acesso à água, etc., são tanto menos bem toleradas pelos animais quanto o seu sistema imunitário é afetado, nomeadamente em períodos de calor extremo (Ministério da Agricultura 2023).

As alterações climáticas estão também a ter um impacto na alimentação dos animais selvagens, que têm dificuldade em alimentar-se devido a alterações na cobertura vegetal ou ao desaparecimento de certas presas. Consequentemente, têm de se deslocar para fora do seu território habitual, mesmo para zonas ocupadas por animais domésticos ou por seres humanos. Os contactos daí resultantes podem provocar contaminações (Ministério da Agricultura 2023).

II. Impacto na modificação dos habitats animais

As alterações climáticas estão a provocar a deslocação das populações animais e a alterar os seus habitats. A nível local, as espécies podem estabelecer-se em zonas onde anteriormente eram consideradas exóticas. O aparecimento do vírus zoonótico Nipah na década de 1990 está relacionado com a deslocação de populações de morcegos para zonas de criação de suínos, que contaminaram. A destruição antropogénica dos meios de vida pode contribuir para estes mecanismos. Por último, as alterações nas rotas ou no calendário das migrações sazonais de animais podem, por vezes, aumentar a escala das epidemias, como no caso da gripe aviária. As aves migratórias estão presentes em maior número, ao mesmo tempo, em bebedouros que funcionam como pontos de paragem nas rotas migratórias. A propagação do vírus da gripe pode então ser maciça e rápida (Ministério da Agricultura 2023).

Além disso, as perturbações causadas pelo aquecimento global podem ter repercussões na saúde das populações de aves migratórias, mas também nas espécies aquáticas: os estudos sublinham a rapidez das alterações em curso para os peixes e o fitoplâncton, que são susceptíveis de provocar uma deslocação (latitude e profundidade) e uma redução do tamanho de muitas espécies de peixes (Cheung, Sarmiento et al. 2013, Ministério da Agricultura 2023).

A massa de gelo está a diminuir cerca de 13% por década. É o habitat, o local de caça e de reprodução do urso polar, uma das espécies de mamíferos mais ameaçadas. Os animais de criação são menos capazes de se proteger do aumento das temperaturas. É essencial que o bem-estar dos animais seja tido em conta (Swynghedauw e Wemeau 2021).

III. Impacto nas doenças infecciosas
As consequências das alterações climáticas nas doenças infecciosas são mais conhecidas do que os seus efeitos difusos nas doenças metabólicas. O aumento da temperatura pode favorecer a propagação de doenças parasitárias ou transmitidas por vectores e de doenças de reservatórios selvagens, acelerar o desenvolvimento biológico de certos agentes patogénicos e aumentar as suas populações, alargar a gama de insectos vectores e, por conseguinte, a incidência de doenças associadas em regiões anteriormente pouco afectadas (Ministério da Agricultura 2023).

É mais provável que algumas doenças surjam em resultado da dispersão geográfica, através de insectos ou da vida selvagem, ou em resultado do comércio de animais ou produtos animais provenientes de países infectados.

Nos últimos 30 anos, muitas doenças infecciosas passaram por uma fase de emergência; A encefalopatia espongiforme bovina (EEB) na Grã-Bretanha em

1986, a infeção pelo vírus do Nilo Ocidental na América do Norte em 2000, a gripe aviária altamente patogénica H5N1 desde 2003, o *vírus da Síndrome Respiratória* do Médio Oriente (MERS-CoV) na Arábia Saudita em 2012, a febre do vírus Ébola, que surgiu em África (RCA) em 1962 e emergiu de forma particularmente intensa e dramática em 2014 na Guiné, e depois em toda a África Ocidental. Em 2017, no Sudeste Asiático, a Síndrome Respiratória Aguda Grave (SARS) na China em 2003. (Dufour 2017, Ogden e Gachon 2019).

Devido às alterações climáticas, um relatório da Agência Francesa de Segurança Alimentar (AFFSA) em 2005 recomendou a vigilância de seis doenças na França continental, 5 das quais são transmitidas por vectores: febre do Vale do Rift, infeção pelo vírus do Nilo Ocidental, leishmaniose canina, leptospirose, peste equina, língua azul e febre catarral ovina (Afssa 2005, Swynghedauw e Wemeau 2021).

O tratamento e a análise das respostas a um questionário realizado pela OMSA em 2008, para avaliar a forma como os países membros poderiam responder ao duplo desafio da produção e saúde animal, das alterações climáticas e das alterações ambientais, dirigido aos 172 países e territórios membros da OMSA, mostraram que 58% dos membros identificaram pelo menos uma doença animal emergente ou reemergente considerada diretamente ligada às alterações climáticas e 30% identificaram pelo menos uma considerada diretamente ligada às alterações ambientais. Estas respostas foram utilizadas para enumerar as doenças mais frequentemente citadas como estando associadas às alterações climáticas ou às alterações ambientais (Tab.1.) (Black e Nunn 2009).

Quadro I: Lista de doenças animais que se considera estarem ligadas às alterações climáticas

(Black e Nunn 2009)

Maladies mentionnées au moins deux fois comme étant liées :	au changement climatique	au changement environnemental
Maladies vectorielles		
Fièvre catarrhale du mouton	✓	✓
Fièvre de la Vallée du Rift	✓	✗
Fièvre à virus West Nile	✓	✗
Peste équine	✓	✗
Dermatose nodulaire contagieuse	✓	✗
Leishmaniose	✓	✓
Maladie épizootique hémorragique	✓	✗
Maladies transmises par des tiques	✓	✓
Maladies parasitaires (à l'exclusion de celles transmises par des tiques)	✓	✓
Pasteurellose	✓	✗
Influenza aviaire	✓	✓
Fièvre charbonneuse	✓	✓
Charbon symptomatique	✓	✗
Rage	✓	✓
Tuberculose	✗	✓

1. As alterações climáticas e o aparecimento de doenças na sequência do desenvolvimento biológico dos agentes patogénicos

As doenças infecciosas surgem devido a alterações na sua distribuição geográfica e por "emergência adaptativa", uma alteração genética que afecta os microrganismos que infectam os animais (geralmente animais selvagens) para que estes microrganismos possam infetar os seres humanos e a transmissão se torne possível entre os seres humanos, ou seja, é uma adaptação genética que produz uma nova doença zoonótica. Em algumas regiões (Ogden e Gachon 2019).

Os agentes patogénicos são agora capazes de circular em prazos mais curtos do que o período médio de incubação das doenças. A maior circulação de agentes patogénicos aumenta os riscos de contaminação e a probabilidade de surgirem novos agentes a partir de combinações genéticas anteriormente inimagináveis (Angot 2009).

O degelo do solo pode igualmente provocar a libertação de agentes patogénicos atualmente controlados (bactérias do carbúnculo ou vírus da varíola) ou mesmo desconhecidos (sobrevivência de microrganismos "pré-históricos" *(Mollivirus Sibericum))*. O degelo do permafrost (fenómeno geológico natural em que a temperatura do solo se mantém abaixo de 0°C durante pelo menos dois anos consecutivos) facilitará a atividade humana (exploração dos solos, agricultura, etc.) e será responsável pela libertação de agentes patogénicos como o Anthrax na península de Yamal (Rússia) em 2016, quando o último caso registado foi em 1941. O degelo do permafrost é também responsável pela infeção de 2 500 renas com antraz, 20 casos humanos, incluindo 1 morte, e 2 500 pessoas expostas na Sibéria em 2016 (Ministério da Agricultura 2023) (Noël e publique France 2019, Miner, Turetsky et al. 2022, Ministério da Agricultura 2023).

Gripe aviária :
Várias estirpes do vírus da gripe aviária de alta patogenicidade estão a circular em todo o mundo e na Europa. São regularmente identificados surtos em explorações avícolas na Europa (por exemplo, a estirpe H7N7 identificada em abril de 2016 numa exploração de galinhas poedeiras em Itália, numerosos casos de gripe aviária de alta patogenicidade no sudoeste de França desde o final de 2015, devido a três estirpes: H5N1, H5N2 e H5N9). Estes vírus podem ser introduzidos nas explorações agrícolas através do comércio. Durante os períodos de migração das aves selvagens, o risco de infeção das explorações avícolas também aumenta (Sanguine 2021).

Doenças fúngicas:
As inundações, as tempestades e os furacões podem disseminar e aerolizar fungos ou depositá-los em feridas traumáticas, conduzindo a infecções por espécies de fungos anteriormente invulgares ou desconhecidas (Tazerji, Nardini et al. 2022).

Seleção de bactérias resistentes a antibióticos:
Um estudo publicado em 2020 por cientistas do IRD e do CIRAD estabelece, pela primeira vez, a ligação entre o aquecimento global e o aumento do risco de resistência aos antibióticos na aquicultura. Os seus resultados mostram que o

aquecimento global favorece o desenvolvimento de bactérias patogénicas e, por conseguinte, o aparecimento de doenças nas explorações aquícolas. Este aumento da mortalidade está a levar os aquicultores a utilizar cada vez mais antibióticos, favorecendo assim o aparecimento de bactérias resistentes. A propagação de bactérias resistentes, ou a transmissão dos seus genes de resistência a outras espécies não resistentes capazes de infetar o homem ou os animais, pode conduzir a doenças difíceis. Por conseguinte, na aquacultura, é urgente avançar para práticas de produção menos dependentes de antibióticos (Sanguine 2021).

2. As alterações climáticas e a emergência de doenças selvagens reservatórios

A fauna selvagem é considerada uma das fontes de doenças emergentes. No entanto, na fauna selvagem, as doenças emergentes são frequentemente detectadas devido a um aumento da mortalidade de uma espécie e às suas consequências nefastas para a biodiversidade, ou uma vez estabelecido o potencial zoonótico destas doenças ou o seu potencial de transmissão aos animais domésticos (Barnouin e Sache 2010).

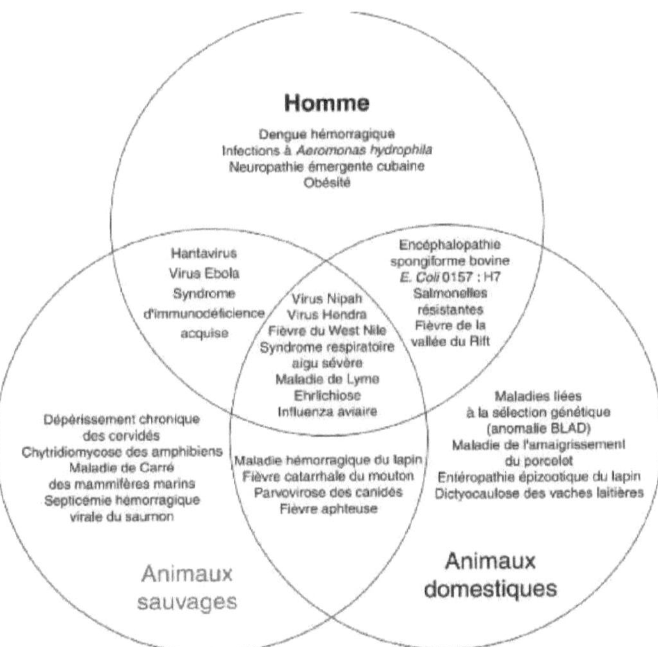

Figura 11: Exemplos de doenças emergentes no cruzamento entre animais domésticos, animais selvagens e seres humanos
(Barnouin e Sache 2010)

<u>Peste suína africana</u>

A Europa Ocidental (incluindo a Bélgica) está indemne de peste suína clássica. No entanto, o vírus está presente na fauna selvagem de muitos países da Europa Oriental: os javalis representam uma ameaça de introdução do vírus nos efectivos suínos. De 2015 a 2019, foram descobertos vários casos da doença em suínos domésticos na União Europeia (Letónia, Lituânia, Estónia, Polónia, Roménia, Bulgária e Sardenha). Desde setembro de 2018, a peste suína africana está presente numa população de javalis selvagens no sul da província do Luxemburgo.

A população de javalis nestes países é também fortemente afetada. Estão a ser tomadas medidas a nível europeu para limitar a propagação da doença à Europa Ocidental (Diricks 2018).

<u>Raiva:</u>

A raiva é endémica em muitos países, com exceção da Austrália e da Antárctida, e é mais prevalente nos países em desenvolvimento da África e da Ásia devido a uma série de factores, incluindo a rápida urbanização, um elevado volume de resíduos e a falta de cuidados adequados (vacinação) e de instalações de higiene. A raiva circula através do ciclo urbano, com interações entre cães domésticos e vadios, e através do ciclo florestal, com interações entre animais selvagens como raposas, lobos, chacais, mangustos, guaxinins, doninhas e morcegos. Estes dois ciclos são interdependentes e, por vezes, sobrepõem-se. Nos países em desenvolvimento e nos países desenvolvidos, os cães e os animais selvagens, respetivamente, são as principais causas de transmissão da raiva. Foi demonstrado que vários factores sociais e ambientais desempenham um papel importante no contacto entre os animais domésticos e a fauna selvagem, sendo a urbanização, a desflorestação e a acumulação de resíduos os mais importantes, favorecendo assim o aparecimento e a reemergência da raiva em zonas livres de raiva (Tazerji, Nardini et al. 2022).

<u>Doença do Ébola :</u>

O vírus Ébola pertence à família *FHoviridae.* O género Ebolavirus *contém* cinco espécies distintas: Zaire Ebolavirus (EBOV), Suda Ebolavirus (SUDV), Tai Forest Ebolavirus, Bundibugyo Ebolavirus (BDBV) e Reston Ebolavirus. O EBOV, o SUDV e o BDBV causaram epidemias de doença provocada pelo vírus Ébola na África Central e Ocidental, com uma frequência crescente e taxas de letalidade que variam entre 30% e 90% nos seres humanos. O vírus Bombali (BOMV), um novo vírus Ébola pertencente à nova espécie proposta, foi recentemente detectado em morcegos na Serra Leoa e no Quénia. O vírus Mengla (MLAV) foi também descoberto em morcegos frugívoros na China. Olivero et al (Olivero, Fa et al. 2020) estudaram o efeito das actividades humanas no aparecimento do Ébola e propuseram que existe uma ligação significativa entre a degradação e a fragmentação das florestas e as epidemias humanas de Ébola. A desflorestação tem o potencial de alterar o comportamento da abundância, da composição e, possivelmente, da exposição das espécies reservatório. Consequentemente, aumenta a interação entre animais infectados e seres humanos (Tazerji, Nardini et al. 2022).

<u>Leptospirose :</u>

A intrusão de espécies selvagens nas cidades aumenta o risco potencial de transmissão *da Leptospira*. O javali, a raposa, o veado, a doninha e o guaxinim podem ser vistos frequentemente não só nos subúrbios, mas também, por vezes, nas zonas urbanas mais antigas de alguns países. Num estudo efectuado em Berlim, *a Leptospira* foi isolada de 18% dos javalis suburbanos (Jansen, Luge et al. 2007, Tazerji, Nardini et al. 2022).

É igualmente importante notar que o comércio internacional legal e ilegal de animais exóticos está a crescer fortemente (em 2006: 4 milhões de aves, 650 000 répteis, 40 000 primatas, etc.), com um risco acrescido de propagação de agentes patogénicos exóticos (Angot 2009).

3. As alterações climáticas e o aparecimento de doenças na sequência da redistribuição dos vectores

As alterações climáticas podem também modificar os ciclos dos agentes patogénicos, conduzindo a um crescimento mais rápido fora do hospedeiro e a uma presença sazonal prolongada. As carraças, por exemplo, que são ectoparasitas hematófagos, estão normalmente activas na primavera e no outono e inactivas no inverno. Invernos mais amenos permitem-lhes persistir durante mais tempo no exterior (e mesmo continuamente em certos países do mundo), com um maior risco de contaminação pelas doenças que transportam (piroplasmose, doença de Lyme) (Ministério da Agricultura francês 2023) (Miner, Turetsky et al. 2022, Ministério da Agricultura francês 2023).

3.1. Doenças transmitidas por carraças

Prevê-se que as alterações climáticas e outras alterações ambientais aumentem o risco associado às carraças e às doenças transmitidas por carraças. Prevê-se também um aumento da prevalência, da atividade e da área geográfica de uma série de carraças e dos agentes patogénicos que transportam. Tal deve-se a alterações nos padrões climáticos, que estão também a provocar um aumento da área geográfica dos animais reprodutores e reservatórios. O aumento da temperatura melhorou as condições de sobrevivência e reprodução das carraças e aumentou a velocidade do seu desenvolvimento. Como resultado destas alterações, o seu ciclo de vida acelerou-se. As consequências são um aumento da abundância de carraças onde já estavam presentes, a disseminação das populações de carraças para latitudes mais elevadas e um aumento da atividade das carraças e da procura de alimentos, levando a um prolongamento da atividade sazonal. Os animais que são hospedeiros reservatórios e hospedeiros reprodutores desempenham um papel crucial no ciclo de transmissão de agentes patogénicos transmitidos por carraças e no ciclo de vida das carraças, respetivamente. O hospedeiro reservatório é a fonte do agente patogénico para as fases imaturas das carraças. O principal hospedeiro reservatório na maioria das doenças transmitidas por carraças são os roedores selvagens, incluindo os ratos. Os hospedeiros reprodutores são a fonte das refeições de sangue essenciais para a reprodução das fêmeas adultas. As alterações climáticas afectam tanto os hospedeiros reprodutores como os hospedeiros reservatórios envolvidos no ciclo de vida das carraças e na transmissão de doenças transmitidas por carraças, respetivamente. O aumento das temperaturas conduzirá a uma expansão do território ocupado pelos roedores e a um aumento da sua abundância e atividade (Bouchard, Dibernardo et al. 2019).

Prevê-se o aparecimento de várias doenças em resultado destas alterações: febre da Crimeia-Congo, doença de Lyme, babesiose, anaplasmose (Bouchard, Dibernardo et al. 2019).

<u>Febre hemorrágica da Crimeia-Congo:</u>

O vírus da febre hemorrágica da Crimeia e do Congo pertence ao género *Orthonairovirus* e à *família Nairoviridae*. A doença é endémica em África, nos Balcãs, no Médio Oriente e na Ásia. Após a infeção, os animais não apresentam sinais clínicos, mas pode causar febre hemorrágica grave nos seres humanos, com uma taxa de mortalidade de até 40%. A ausência de sintomas nos animais torna difícil a deteção desta doença.

Nos últimos anos, os investigadores notaram que a carraça *(Hyalomma marginatum)* responsável pela transmissão deste vírus está a estabelecer-se gradualmente no sul de França. Em 2018, foram encontrados anticorpos em bovinos e pequenos ruminantes na Córsega, embora o vírus não tenha sido formalmente identificado. O vírus da febre hemorrágica da Crimeia-Congo nunca foi detectado em França, embora uma estirpe do vírus tenha sido identificada em Espanha, causando os primeiros casos humanos na região em 2016, 2018 e 2020 (Sanguine 2021).

Na Tunísia, três estudos examinaram a presença de anticorpos contra o vírus da febre hemorrágica da Crimeia e do Congo (FHCC) no soro de animais domésticos nos últimos anos (Rekik, Hammami et al. 2024).

O estudo de Khamassi Khbou et al., efectuado em 270 soros de ovinos tunisinos de diferentes regiões do país e analisado por ELISA, revelou uma seroprevalência de 1,1% (Khamassi Khbou, Romdhane et al. 2021).

Zouaghi et al. (2021) relataram, num estudo realizado no norte da Tunísia (províncias de Ariana, Beja, Bizerte, Jendouba, Kef, Nabeul, Tunes e Zaghouan), utilizando o teste ELISA e o teste de imunofluorescência indireta (IIFAT), uma seroprevalência global em ovinos de 6,2% (20/235) e 7,8% (13/166) em caprinos e 11,1% (43/388) em bovinos (Zouaghi, Bouattour et al. 2021)

Um estudo transversal realizado por Bouaicha et al. em 273 soros de dromedários da província de Tataouine, no sul da Tunísia, utilizando tanto o teste ID Screen-French ELISA multispecies dual antigen CCHF como o teste ELISA em dromedários tunisinos *(Camelus dromedarius)*, revelou uma seroprevalência surpreendentemente elevada de 89,7% (245/273) (Bouaicha, Eisenbarth et al. 2021).

3.2. Doenças transmitidas por mosquitos
O relatório do Painel Intergovernamental das Nações Unidas sobre as Alterações

Climáticas indica que as doenças transmitidas por mosquitos são as doenças infecciosas mais sensíveis às alterações climáticas. Os principais aspectos das alterações climáticas que afectam os mosquitos endémicos são o aumento da temperatura e as flutuações da precipitação (Ludwig, Zheng et al. 2019).

O aumento das temperaturas médias não é o único fator que afecta a gama de doenças transmitidas por vectores: no caso das doenças transmitidas por mosquitos, em particular, a precipitação é um fator determinante. A precipitação mais abundante aumenta geralmente a extensão potencial dos locais de reprodução dos mosquitos e dos criadouros no ambiente. A relação é frequentemente não linear. A precipitação acima da média torna geralmente os mosquitos mais abundantes, dando-lhes acesso a mais água parada, enquanto a precipitação excessiva ou violenta pode lavar e destruir os ovos e expulsar as larvas que vivem em habitats selecionados. Assim, as espécies dos géneros *Aedes* e *Culex* desenvolvem-se quando há precipitação intensa (correspondente ao início da estação das chuvas), seguida de vários ciclos de hidratação/desidratação. (Ludwig, Zheng et al. 2019, Dungu e Anyamba 2020, Ministério da Agricultura 2023).

As temperaturas elevadas podem acelerar o desenvolvimento dos mosquitos nas fases imaturas do seu ciclo de vida, conduzindo a taxas de reprodução mais elevadas e a um crescimento exponencial da população. Estas temperaturas elevadas encurtam o período de incubação extrínseco, de modo que os mosquitos infectados se tornam infecciosos mais cedo; por exemplo, os surtos de infeção pelo vírus do Nilo Ocidental parecem ocorrer com mais frequência no Canadá quando as temperaturas sazonais estão acima da média, uma vez que estas condições favorecem a rápida aquisição do vírus pelos mosquitos vectores e prolongam a procura de hospedeiros por parte de mosquitos fêmeas potencialmente infectados. Foi referido que, na Coreia e no Japão, a duração da época de transmissão pode ser prolongada por vários meses quando as temperaturas médias no verão sobem apenas 5°C. As alterações na precipitação aumentam a disponibilidade de água estagnada, onde os mosquitos põem os seus ovos e onde vivem os mosquitos imaturos. Consequentemente, estas alterações têm um forte impacto na reprodução dos mosquitos (Chevalier, Courtin et al. 2015, Ludwig, Zheng et al. 2019).

As alterações climáticas deverão também ter um impacto na transmissão de doenças através de vários mecanismos:

• Redução do tempo necessário para o desenvolvimento dos ovos nas fêmeas adultas recém-alimentadas, o que leva a uma redução do intervalo entre as refeições de sangue e a um aumento da frequência das refeições

• Redução da duração do período de incubação extrínseco e, por conseguinte, do tempo necessário para que os mosquitos se tornem portadores da infeção

• Aumento do tempo de vida dos mosquitos, levando a um maior número de picadas por indivíduos portadores de infecções (Ng, Rees et al. 2019)

É sabido que as doenças transmitidas por mosquitos são sensíveis ao clima e que as condições climáticas determinam os limites geográficos e a sazonalidade da transmissão. As alterações climáticas têm, por conseguinte, um efeito sobre o aparecimento e o estabelecimento de doenças exóticas (anteriormente inexistentes num país) transmitidas por mosquitos. Quando o vetor está presente, é provável que as alterações climáticas aumentem o número de casos de doenças exóticas transmitidas por mosquitos contraídas no estrangeiro, amplificando o ciclo de transmissão natural e a probabilidade de contacto vetor/reservatório/humano-animal no país de origem. É também provável que permitam uma transmissão autóctone sustentável a curto prazo (Githeko, Lindsay et al. 2001, Cheung, Sarmiento et al. 2013, Ng, Rees et al. 2019).

As várias espécies de mosquitos têm caraterísticas diferentes em termos dos seus habitats preferidos e da sua carga patogénica. Em resultado das alterações climáticas, a prevalência do vírus do Nilo Ocidental e dos vírus da encefalite equina oriental (EEE) e do serogrupo da Califórnia poderá aumentar (Ludwig, Zheng et al. 2019).

<u>Febre do Nilo Ocidental :</u>

A febre do Nilo Ocidental é causada por um *flavivírus* há muito conhecido em muitos continentes, sendo as aves selvagens os seus principais reservatórios. As aves infectadas desenvolvem viremia suficiente para permitir a infeção dos vectores (principalmente mosquitos do género *Cuiex*). Na Europa, a doença foi observada em casos humanos na Roménia (1996 a 1997) e na República Checa (1997). Foram notificados casos em equídeos em Itália (1998) e em França (2000). O aparecimento da febre do Nilo Ocidental em países europeus não deve ser excluído, dado o exemplo histórico do seu aparecimento há dez anos em Nova Iorque (Brugère-Picoux e Chomel 2009).

<u>Língua azul (*Bluetongue*: doença da língua azul):</u>

A FCO é causada por um *orbivírus* transmitido por um artrópode picador do género *Culicoides: Cuiicoides imicoia.* É uma doença específica dos ruminantes e foi considerada exótica na Europa até 1998, apesar de alguns surtos na Península Ibérica. Desde então, dos vinte e quatro serotipos conhecidos do vírus da FCO, oito (serotipos 1, 2, 4, 6, 8, 9, 11 e 16) circularam na Europa. A maior surpresa foi o aparecimento do serótipo 8 em 2006 em várias regiões: Bélgica, Alemanha, Países Baixos, França e Luxemburgo, por terem sido consideradas zonas de risco. Além disso, antes desta epizootia, sabia-se que a FCO era uma doença grave nos ovinos, enquanto o serótipo 8, cuja origem ainda é desconhecida, era também patogénico nos bovinos e caprinos. Posteriormente, em 2008, um outro serótipo (serótipo 1) propagou-se a partir de Espanha, obrigando à realização de uma campanha de vacinação em massa dos efectivos em 2009 para combater esta infeção, que há muito era uma doença de declaração obrigatória. A chegada da FCO à Europa ilustra que a área de distribuição dos vectores de doenças nunca é definitiva. Esta febre, uma arbovirose dos ruminantes amplamente distribuída na zona intertropical, foi considerada uma doença exótica na Europa até ao final da década de 1990. Nas duas últimas décadas, espalhou-se não só pelos países do Mediterrâneo, mas também pelos países do Norte da Europa, provocando uma grave crise sanitária e económica. Para imunizar as suas populações bovina e ovina, a Bélgica lançou uma campanha de vacinação em abril de 2016. Em 2014 e 2015, vários Estados-Membros da UE (Grécia, Itália, Hungria, Roménia, Bulgária, Chipre, Croácia, Sérvia, Bósnia-Herzegovina) e outras zonas fronteiriças (Turquia, Balcãs) foram afetados por um vírus do serótipo 4. Desde março de 2019, o serótipo 8 está novamente presente na Bélgica (Brugère-Picoux e Chomel 2009, Chevalier, Courtin et al. 2015).

<u>Febre do Vale do Rift:</u>

A febre do Vale do Rift (FVR), assim designada por ter sido descrita pela primeira vez no Quénia em 1931, é uma zoonose transmitida por mosquitos que afecta o gado (sobretudo ovinos) e os seres humanos. É causada por um *Phlebovirus* da família *Bunyaviridae, que* se encontra no sangue e nas secreções nasais. Os períodos de chuva favorecem a proliferação de vectores *(Aedesen, Culex, etc.)* e os principais factores de propagação da FVR são os movimentos de animais domésticos infectados. O vírus foi isolado de numerosas espécies de animais selvagens, nomeadamente de búfalos africanos, que poderiam desempenhar um papel no ciclo natural da infeção. Esta doença é uma das mais graves, afectando periódica e severamente tanto os seres humanos como os animais na África subsariana. A doença é transmitida ao homem durante surtos enzoóticos ou epizoóticos em ovinos, bovinos, caprinos e camelos, quer através de vectores, quer através do contacto com os animais, nomeadamente durante o parto, o abate de animais infectados e a autópsia de animais mortos, ou ainda através da ingestão de leite cru contaminado. O mapa abaixo (fig. 12) mostra que os epicentros regionais dos surtos de FVR se situam na África Oriental e Austral. Estes epicentros são modulados pela variabilidade da precipitação associada às fases El Niño e La Niña do fenómeno El Niño. Conhecida na África subsariana, a FVR demonstrou a sua capacidade de atravessar barreiras geográficas como o Sara, o Mar Vermelho e o Oceano Índico, na sequência dos surtos que ocorreram nas últimas décadas no Egito, na Península Arábica, em Madagáscar e em Mayotte, na maioria dos casos em resultado de movimentos de animais (principalmente pequenos ruminantes). O primeiro surto fora de África, em 2000, na Arábia Saudita e depois no Iémen, surgiu na sequência da importação de animais infectados do Quénia e da Somália, depois de chuvas invulgarmente fortes terem aumentado a população de mosquitos. Na sequência deste episódio, em 2006 e 2007, ocorreram epidemias graves na África Oriental após fortes chuvas. Dependendo da zona geográfica afetada, as vagas epidémicas de FVR dependem da complexa interação entre a precipitação, o potencial reprodutivo dos vectores (com ou sem transmissão transovariana do vírus) e a recetividade dos hospedeiros. A FVR preocupa todos os intervenientes na saúde animal e humana, pois a presença de vectores potenciais implica o risco de propagação a outras zonas geográficas até agora poupadas, como a Europa, a Ásia e as Américas. Os países do Magrebe estão na linha da frente, nomeadamente devido ao comércio em grande escala, não controlado ou mal controlado, de pequenos ruminantes através das rotas trans-saarianas com os países vizinhos. A densidade do transporte de passageiros entre os países do Sul da Europa (bem como a importação clandestina de ovinos) poderia permitir a transferência da FVR para a Europa, nomeadamente para França, a partir de um país do Norte de África. Existe um interesse crescente por este agente patogénico, que é também considerado um potencial agente de bioterrorismo (Brugère-Picoux e Chomel 2009, Ludwig, Zheng et al. 2019, Dungu e Anyamba 2020).

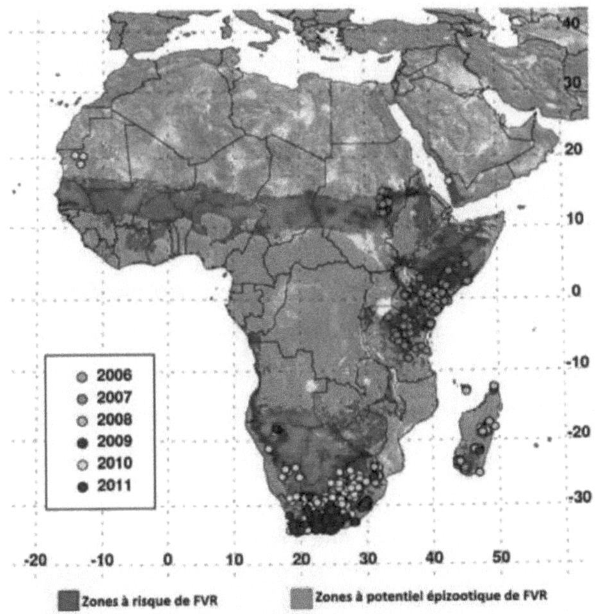

Figura 12: Mapa composto que mostra o risco de febre do Vale do Rift, com áreas de risco a vermelho e a localização de vários surtos entre 2006 e 2011.

. (Dungu e Anyamba 2020)

A Tunísia é considerada de alto risco para a propagação da FVR devido à sua localização, às suas caraterísticas climáticas e ambientais, à abundância de vectores que transmitem o vírus da FVR e à presença de espécies animais de risco para esta doença. Foram efectuados vários inquéritos serológicos em animais, alguns dos quais foram negativos, enquanto outros revelaram níveis de seropositividade de 0,17% e 34%, respetivamente. No domínio da saúde pública, um estudo serológico realizado no centro-leste da Tunísia revelou seropositividade em doentes com síndroma febril inexplicável e em trabalhadores de matadouros. Um inquérito serológico realizado pelo Centro de Vigilância Sanitária da Tunísia entre dezembro de 2018 e dezembro de 2019 em 1 025 dromedários no sul da Tunísia revelou apenas um dromedário seropositivo (0,07

%). Selmi et al. em 2020 encontraram 162 respostas positivas entre os 470 soros de dromedários testados por ELISA. Estes dois estudos mostram que os dromedários tunisinos foram expostos a este vírus e podem estar a contribuir para a sua propagação entre os agricultores e outros animais.
(Hassine, Amdouni et al. 2017, Selmi, Mamlouk et al. 2020, Ben Ali et al 2022)

Doença da pele nodular:

Esta doença é causada por um vírus e afecta o gado, principalmente o gado leiteiro. Caracteriza-se por grandes nódulos na pele e nas mucosas. É transmitida principalmente por insectos. Em 2016, foram observados surtos na Turquia, na Grécia, na Bulgária e na Macedónia. Estes países organizaram campanhas de vacinação para controlar a doença. A doença está atualmente a propagar-se (fig.13) no Médio Oriente, no Próximo Oriente, no Sudeste da Europa e no Norte do Cáucaso, bem como no Norte de África (fig.14).

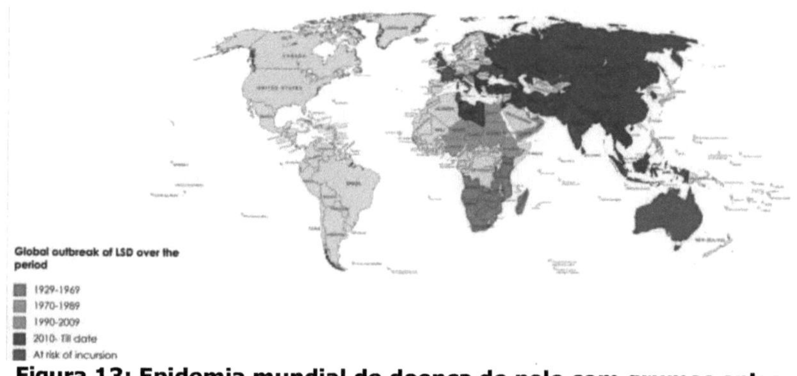

Figura 13: Epidemia mundial de doença de pele com grumos entre 1929 e 2023

(Akther, Akter et al. 2023).

A propagação rápida e incontrolável da doença evidenciou, em muitos casos, a falta de preparação do sector pecuário e das autoridades veterinárias face à doença (Tuppurainen e Galon 2016, Das, Chowdhury et al. 2021). A doença da pele nodular foi notificada pela primeira vez na Tunísia em 14 de agosto de 2024, na região noroeste de Firnana (Fig. 25).

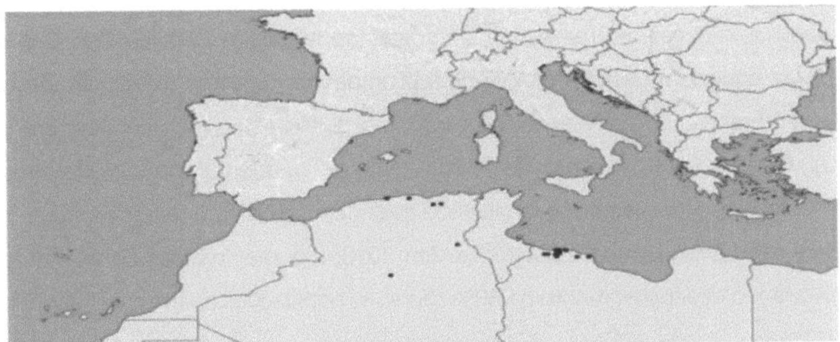

Figura 14: Distribuição dos surtos da doença da pele com grumos no Norte de África

janeiro a agosto de 2024 (Perrin, Limon-Vega et al. 2024)

Leishmaniose :

As alterações climáticas podem ter repercussões ao modificarem os ambientes e os ecossistemas, alterando assim os habitats de muitos animais e dos seus parasitas e agentes patogénicos. Os efeitos das alterações climáticas podem modificar a distribuição da leishmaniose de três formas: diretamente, através do efeito da temperatura sobre o parasita e sobre o desenvolvimento e competência dos vectores, e indiretamente, através do efeito da temperatura e de outras variáveis ambientais sobre a distribuição e abundância de flebótomos, que afectam a quantidade de contacto entre humanos e animais com o ciclo de transmissão (Tazerji, Nardini et al. 2022).

O vírus Utusu:

O vírus Usutu foi detectado pela primeira vez em França em 2015. Entre junho e setembro, os cientistas detectaram-no em vários locais em mosquitos da espécie *Culexpipiens, que são* comuns em França, com taxas de prevalência elevadas (mais de um mosquito em cada dez). Em 2016, duas estirpes do vírus viajaram para a Europa. Uma delas causou um caso humano em Montpellier, enquanto a outra provocou uma mortalidade grave nas aves. O Usutu tem uma ecologia semelhante à do vírus da febre do Nilo Ocidental. Chega à Europa com as aves migratórias e circula entre os animais graças ao mosquito *Culexpipiens.* Desde 2015, as equipas do CIRAD têm vindo a acompanhar de perto a evolução deste vírus em França. Todos os anos, capturam mosquitos e procuram a presença do vírus. O vírus Usutu é capaz de infetar mais de cinquenta espécies de aves, distribuídas por mais de vinte famílias de aves diferentes. As aves de rapina e os melros são particularmente afectados. Em 2018, algumas regiões da Alemanha registaram o desaparecimento de 60% das suas populações de melros (Sanguine 2021).

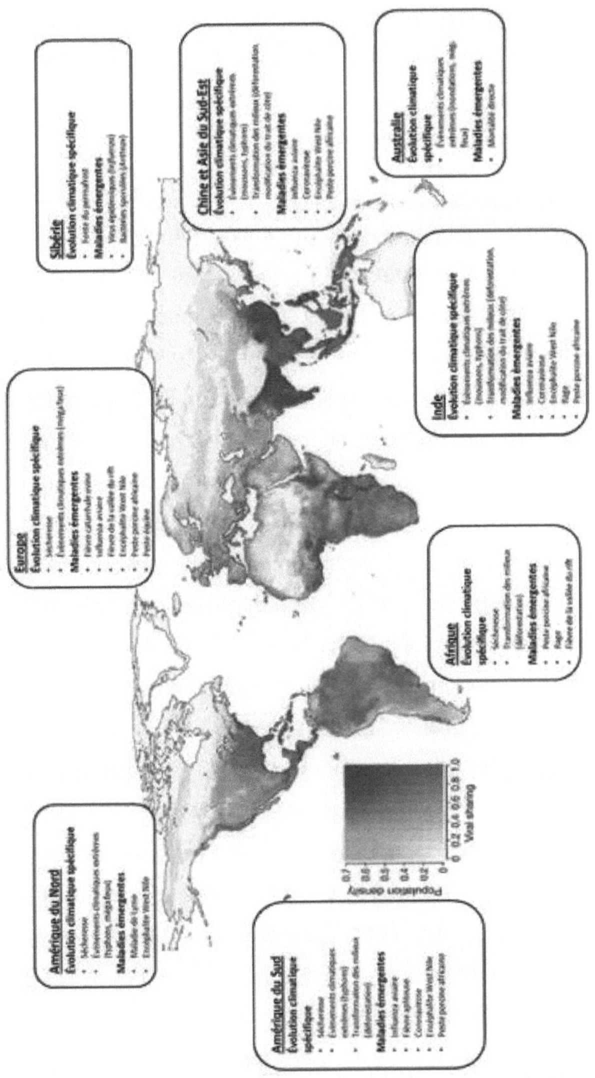

Figura 15: As principais doenças emergentes registadas nas diferentes regiões do mundo, para as quais foi estabelecida uma correlação com as alterações climáticas
(Carlson, Albery et al. 2022, Ministério da Agricultura 2023).

A coloração corresponde a um índice do risco de aparecimento de doenças virais transmissíveis entre espécies, tendo em conta as densidades populacionais e a inter-transmissibilidade dos vírus que circulam localmente. As regiões de maior risco estão representadas a violeta/índigo.

B. Impacto das doenças emergentes

Estas doenças emergentes podem ter um impacto importante na saúde animal, por exemplo, se se propagarem muito rapidamente de um efetivo para outro, causando uma epidemia, ou se causarem uma mortalidade significativa e/ou perdas económicas. Podem também ter um impacto na saúde pública se forem zoonoses, ou seja, doenças animais que podem ser transmitidas aos seres humanos. Exemplos de doenças animais zoonóticas são a gripe aviária, a brucelose, a tuberculose e a raiva. As doenças emergentes têm repercussões económicas que vão muito além dos seus custos sanitários imediatos. O seu aparecimento pode levar a um abrandamento do comércio e das viagens ou causar um sentimento de alarme desproporcionado, especialmente se se espalharem rumores sobre a sua utilização intencional. Para conter a ameaça que estas doenças representam à escala internacional, é necessário assegurar uma boa coordenação da vigilância e da resposta a nível mundial. Em caso de epidemia de doenças animais contagiosas, as medidas de controlo e de erradicação, como as campanhas de vacinação, são dispendiosas a nível coletivo. As consequências económicas podem ascender a centenas de milhões de euros. Exemplos concretos são a doença das vacas loucas, a doença da língua azul, a febre aftosa, a gripe aviária, etc. Estima-se que 17% dos rendimentos da produção pecuária se perdem devido a doenças animais nos países desenvolvidos e muito mais nos países em desenvolvimento (Diricks 2018, OMS 2024).

I. A nível animal :

As alterações climáticas podem ter um impacto direto na fisiologia dos animais: as secas e as vagas de calor provocam stress térmico, levando ao sofrimento, à desidratação e a problemas cardio-respiratórios que podem ser fatais. Estes efeitos manifestam-se na perda de peso, em problemas de reprodução e em alterações comportamentais que, a longo prazo, ameaçam a saúde geral das populações animais e podem alterar os rendimentos produtivos do gado. As principais repercussões das alterações climáticas sentidas a nível animal são as alterações do habitat natural e da dieta (quantidade e tipo de alimentos) (fig. 16). Os condicionalismos ambientais e a má nutrição limitam seriamente a produtividade animal, especialmente nos países em desenvolvimento. Os animais enfraquecidos são ainda mais susceptíveis de contrair doenças. As doenças não transmissíveis (distúrbios metabólicos ou reprodutivos) podem ser uma consequência direta das condições meteorológicas, que são elas próprias afectadas pelas alterações climáticas. No caso dos animais de criação, estes efeitos podem ser exacerbados por alterações na quantidade e na qualidade dos alimentos para animais durante fenómenos meteorológicos extremos (secas, ondas de calor, inundações).

As alterações climáticas também estão a ter um impacto na ingestão de alimentos dos animais selvagens, que têm dificuldade em alimentar-se devido a alterações na cobertura vegetal ou ao desaparecimento de certas presas. Consequentemente, têm de se deslocar para fora do seu território habitual (fig.17), mesmo para zonas ocupadas por animais domésticos ou por seres humanos. Os contactos daí resultantes podem causar contaminação.

As consequências das doenças endémicas são sentidas pelos animais em termos de bem-estar animal e biodiversidade, pelo que algumas espécies são dizimadas por doenças endémicas ao ponto de se tornarem espécies ameaçadas de extinção. (Leboucq 2019, Wright 2022, Ministério da Agricultura 2023).

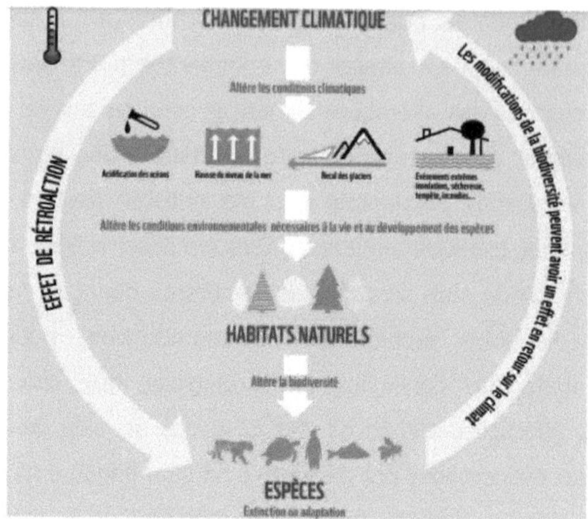

Figura 16: Impacto das alterações climáticas nos animais

(Valingot, Chaumien et al. 2015)

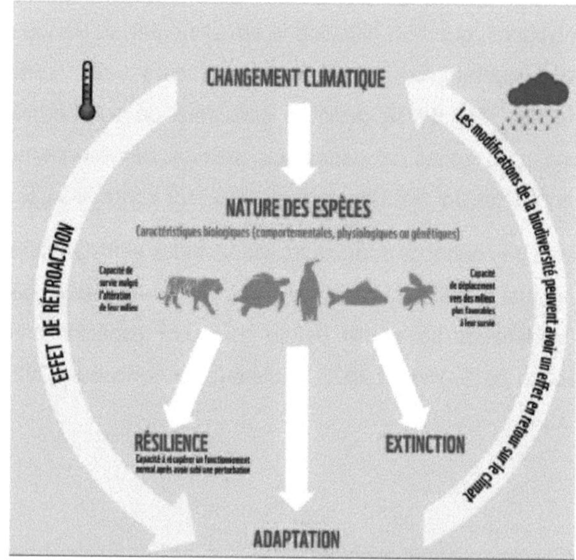

Figura 17: Impacto das alterações climáticas nos animais

(Valingot, Chaumien et al. 2015)

II. A nível operacional

A nível das explorações agrícolas, uma boa saúde animal garante o bem-estar dos animais e uma boa produção animal (gado, carne, leite, etc.) e é um elemento de prosperidade económica para os criadores de gado. A pecuária representa 40% do valor da agricultura a nível mundial. Proporciona rendimentos e meios de subsistência a uma em cada cinco pessoas, principalmente nos países em desenvolvimento (Huntington, Bernardo et al. 2021).

No entanto, as doenças animais podem reduzir consideravelmente este potencial. Dependendo da gravidade e do tipo de doença, podem ter consequências negativas.

A introdução de uma doença infecciosa numa exploração agrícola implica custos adicionais, uma queda na produção, problemas de fertilidade, abortos, mortalidade, etc. Isto leva a uma perda económica direta, que por sua vez pode ter consequências sociais importantes. Isto leva a uma perda económica direta, que, por sua vez, pode ter consequências sociais importantes.

As doenças contagiosas dos animais podem também levar ao sequestro de explorações, ou seja, à proibição de transporte e comercialização de animais, ou mesmo ao abate de animais. Têm igualmente consequências para o comércio nacional e internacional e para as exportações. Tudo isto tem consequências económicas diretas e indirectas para os agricultores (quadro 2).

Quadro II: Consequências diretas e indirectas das doenças emergentes a nível das explorações agrícolas

(Huntington, Bernardo et al. 2021)

Consequências económicas diretas	Consequências económicas indirectas
Mortalidade animal	Redução da fertilidade
Baixos rendimentos (redução da produção de leite)	Alterações na estrutura das populações animais
Custos de tratamento (antibióticos, insecticidas, etc.)	Aumento dos custos laborais
Vacinas	Diferimento da venda de animais e seus subprodutos Acesso limitado aos mercados

Em todos os casos, os custos diretos das doenças animais estão diretamente relacionados com a rapidez com que os surtos são contidos: estudos de casos mostram que a rapidez com que um surto é diagnosticado e as medidas adequadas são aplicadas é decisiva para manter as perdas diretas a um nível mínimo. Pelo contrário, medidas de controlo e erradicação inadequadas podem conduzir a situações endémicas, que são muito mais difíceis e infinitamente mais dispendiosas de controlar e erradicar.

Os consumidores perdem rapidamente a confiança quando se trata de doenças que podem ser transmitidas aos seres humanos através dos alimentos. Isto pode causar o colapso do mercado, com consequências económicas para os agricultores (Diricks 2018).

III. A nível nacional :
As alterações climáticas estão a alterar a natureza e a probabilidade de ocorrência de doenças animais numa determinada região. Sob a sua influência, por exemplo, as epizootias causadas por doenças transmitidas por vectores tornaram-se mais

frequentes e afectam agora uma área geográfica mais vasta. No entanto, os riscos sanitários continuam a variar de uma região para outra. Para além desta disparidade, as consequências reais variam em função das caraterísticas do sistema alimentar em causa.

O maior impacto verifica-se nos países de rendimento baixo e médio, geralmente mais vulneráveis, porque têm menos capacidade para monitorizar as doenças animais e implementar operações de saúde animal para as combater. No entanto, mais do que o nível de rendimento nacional, são sobretudo as caraterísticas do sistema alimentar local (nomeadamente em termos de densidade populacional animal) que determinam as consequências do aquecimento global (intensidade e natureza dos efeitos). Em regiões com grandes explorações pecuárias intensivas, uma epizootia pode assumir grandes proporções e ter um impacto macroeconómico considerável: os focos epizoóticos são favorecidos pela concentração de indivíduos e a gestão inclui medidas restritivas (proibições de circulação, por vezes acompanhadas de desclassificação do estatuto sanitário na aceção da Organização Mundial da Saúde Animal (OIE), abate). Todo o sector agrícola e comercial pode ser afetado. Nas regiões onde predomina a agricultura familiar de subsistência, as doenças persistem frequentemente numa forma endémica que pode conduzir a crises. Só as explorações infectadas são então afectadas (doença ou morte de animais que conduzem a perdas económicas) (Thornton, Jones et al. 2010, Leboucq 2019, Ministère de l'agriculture 2023).

IV. A nível internacional :

As crises sanitárias que envolveram a encefalopatia espongiforme bovina, a febre do Nilo Ocidental e a gripe aviária altamente patogénica (GAAP) mostram que as doenças emergentes podem assumir uma importância global no espaço de alguns anos, meses ou mesmo semanas. A intensidade e a rapidez do transporte intra e intercontinental, mas também factores mais subtis como a propagação panzoótica da GAAP, que pode ser comparada com a homogeneidade das estirpes de aves utilizadas nas explorações avícolas de todo o mundo, explicam esta rapidez e sublinham a necessidade de uma resposta global à ameaça, tanto em termos de gestão como de investigação. Estes factores representam múltiplos desafios para as sociedades do Sul e do Norte.

O impacto económico das doenças emergentes é elevado, com custos diretos (impacto clínico e económico, impacto na saúde pública, custo da vigilância e do controlo) e/ou custos indirectos (perturbação do equilíbrio alimentar, restrição ou proibição do comércio nacional e internacional, falta de vendas devido à desconfiança dos consumidores) (Camus e Lancelot 2007).

Os principais exemplos que ilustram as repercussões a nível internacional são :

* Peste suína africana: a declaração de numerosos focos na Europa custou entre 1 e 2 mil milhões de euros, com repercussões económicas na região. Também provocou uma quebra de 10% na oferta mundial de carne de porco, devido à concentração do sector na Ásia. A persistência do agente infecioso no javali torna difícil o controlo da doença (Huntington, Bernardo et al. 2021).

*Gripe H1N1: devido ao pânico e à desinformação, os suínos foram abatidos desnecessariamente, o que provocou perdas económicas.

*Gripe H5N1: está a provocar um choque económico e alimentar à escala mundial, dado que o sector avícola é o principal fornecedor de alimentos para animais e humanos, de restauração e de turismo (Huntington, Bernardo et al. 2021).

* Encefalopatia espongiforme bovina (EEB): levou a alterações na regulamentação relativa à alimentação animal e causou grandes perdas económicas no sector da carne de bovino no Reino Unido e em todo o mundo (Huntington, Bernardo et al. 2021).

I. O papel dos organismos internacionais

É essencial uma abordagem proactiva e, para isso, o mundo precisa de profissionais operacionais e bem formados - biólogos, ecologistas, microbiologistas, modeladores, médicos e veterinários.

A Organização Mundial da Saúde Animal (OMS) é o organismo internacional de referência no domínio da saúde animal. Desde a sua criação, a OMS tem desempenhado um papel fundamental como única organização internacional de referência dedicada à saúde animal, beneficiando de um reconhecimento internacional comprovado e de uma colaboração direta com os serviços veterinários de todos os países membros. Devido à estreita relação entre a saúde animal e a proteção dos animais, a WOSHA tornou-se, a pedido dos seus países membros, a principal organização internacional no domínio da proteção dos animais. A WOSHA trabalha em estreita colaboração com a FAO e a OMS, bem como com o Banco Mundial e organizações regionais como a Comissão Europeia (WOSHA 2024).

Todos estes organismos trabalham para o mesmo objetivo geral, que é o de reduzir o impacto das alterações climáticas na saúde animal e na propagação de doenças infecciosas. Domínios de ação :

- Reforçar e alargar as plataformas, infra-estruturas e ferramentas desenvolvidas a nível mundial e nacional para prevenir, preparar e responder a emergências de saúde animal desencadeadas pelas alterações climáticas.

- Desenvolver capacidades de vigilância epidemiológica das doenças e dos seus vectores.

- Promover a investigação para modelizar e prever o impacto das alterações climáticas na propagação de doenças infecciosas (FAO 2020).

1. Papel da Organização Mundial da Saúde Animal (OIE)

A vigilância e o controlo das epidemias animais (epizootias) baseiam-se em acções a realizar a nível local, nacional, regional e mundial, com base em orientações definidas a nível mundial. O desenvolvimento destas normas é um dos mandatos atribuídos à Organização Mundial da Saúde Animal (OIE) (Angot 2009).

A OMS é a autoridade mundial em matéria de saúde animal. Fundada em 1924 como Office International des Épizooties (OIE), adoptou o nome comum de Organização Mundial da Saúde Animal em maio de 2003. Atualmente, tem 183 países membros. Enquanto organização intergovernamental, está empenhada na divulgação transparente de informações sobre doenças animais e na melhoria da saúde animal à escala mundial, a fim de construir um mundo mais seguro, mais saudável e mais sustentável. (OMS 2024).

O principal objetivo da missão da OMSA é "Melhorar a saúde animal a nível mundial, assegurando assim um futuro melhor para todos". Para atingir este objetivo, a WADA realiza as seguintes missões

- Transparência: Garantir a transparência da situação das doenças animais a nível mundial. Cada país membro compromete-se a declarar todas as doenças animais que detecta no seu território. A OMS distribui então a informação a todos os outros países para que estes se possam proteger. Esta informação diz igualmente respeito às doenças transmissíveis ao homem. A sua divulgação é efectuada com carácter de urgência ou posteriormente, em função da gravidade da doença. Estes objectivos de vigilância e de controlo aplicam-se tanto aos eventos sanitários naturais como aos intencionais. Os meios de difusão são o correio eletrónico, as informações sanitárias e a interface da base de dados mundial de informações sanitárias WAHIS.

- Informação científica: Recolha, análise e divulgação de informação científica veterinária; a OMSA recolhe e analisa toda a nova informação científica relacionada com o controlo das doenças animais. Em seguida, fornece estas informações aos países membros para que estes possam melhorar os métodos que utilizam para controlar e erradicar estas doenças. As diretrizes são preparadas para este fim pela rede de 246 Centros Colaboradores e Laboratórios de Referência da OMS em todo o mundo.

A informação científica é também divulgada através de vários livros e periódicos publicados pela WHOA, nomeadamente a Scientific and Technical Review (3 números por ano).

- Solidariedade internacional: fornecer conhecimentos especializados e estimular a solidariedade internacional para controlar as doenças animais; a OMS presta apoio técnico aos países membros que o desejem para apoiar operações de controlo e erradicação de doenças animais, incluindo as transmissíveis aos seres humanos. Em particular, a OMS oferece os seus conhecimentos especializados aos países mais pobres para os ajudar a controlar as doenças animais que causam perdas aos seus efectivos, podem pôr em perigo a saúde pública e ameaçar outros países membros. A nível regional e nacional, a AMA está em contacto permanente com os organismos financeiros internacionais para os persuadir a investir mais e melhor no controlo das doenças animais e das zoonoses.

- Segurança sanitária: Garantir a segurança do comércio mundial através da elaboração de normas sanitárias para o comércio internacional de animais e produtos de origem animal no âmbito do mandato conferido à OMS pelo Acordo SPS da Organização Mundial do Comércio (OMC). A OMS elabora documentos normativos relativos às regras que podem ser utilizadas pelos países membros para se protegerem da introdução de doenças e agentes patogénicos sem criar barreiras sanitárias injustificadas. Os principais documentos normativos produzidos pela OMSA são: O Código Sanitário para os Animais Terrestres, o Manual de Normas para Testes de Diagnóstico e Vacinas, o Código Sanitário Internacional para os Animais Aquáticos e o Manual de Diagnóstico das Doenças dos Animais Aquáticos.

As normas da OMS são reconhecidas pela Organização Mundial do Comércio como regras sanitárias internacionais de referência. São elaboradas por Comissões de Especialistas e Grupos de Trabalho eleitos, constituídos pelos melhores cientistas do mundo, a maioria dos quais peritos da rede de cerca de 246 Centros Colaboradores e Laboratórios de Referência, que também contribuem para os objectivos científicos da WHOA. Estas normas são adoptadas pela Assembleia Mundial de Delegados.

- Promoção dos serviços veterinários: Promover o quadro jurídico e os recursos dos serviços veterinários; os serviços e laboratórios veterinários dos países em desenvolvimento e dos países em transição necessitam urgentemente de apoio para lhes fornecer as infra-estruturas, os recursos e as capacidades que lhes permitam tirar melhor partido das vantagens do Acordo da OMC sobre a Aplicação de Medidas Sanitárias e Fitossanitárias (Acordo SPS) e proteger melhor a saúde pública e animal.

A OMS considera que os serviços veterinários são um bem público internacional e que o seu alinhamento com as normas internacionais (estrutura, organização, recursos, capacidades, papel dos para-profissionais) é uma prioridade para o investimento público.

- Segurança alimentar e bem-estar dos animais: garantir melhor a segurança dos alimentos e promover o bem-estar dos animais através de uma abordagem científica; os países membros da OMSA decidiram garantir melhor a segurança dos alimentos de origem animal, reforçando as sinergias entre as actividades da OMSA e as da Comissão do Codex Alimentarius. As actividades de definição de normas da WOSHA neste domínio centram-se na prevenção dos perigos que existem antes do abate dos animais ou da primeira transformação dos seus produtos (carne, leite, ovos, etc.), que podem subsequentemente gerar riscos para os consumidores (WOSHA 2024).

2. Papel das Nações Unidas (FAO)
No âmbito de uma colaboração entre a Organização das Nações Unidas para a Alimentação e a Agricultura (FAO) e a Agência dos Estados Unidos para o Desenvolvimento Internacional (USAID), a FAO proporcionou uma formação técnica que abrange uma vasta gama de competências, incluindo a previsão e a

vigilância das doenças, o trabalho de laboratório, a biossegurança, os métodos
de prevenção e de controlo e as estratégias a adotar em caso de epidemia. No
total, 3.266 veterinários na Ásia, 619 na África Ocidental, 459 na África Oriental
e 363 no Médio Oriente beneficiaram destas formações para combater o
aparecimento de novas doenças, atacando diretamente a fonte (Nações Unidas
2018).

II. Controlo e gestão de doenças emergentes

Para controlar a propagação de uma doença infecciosa numa população, é
necessário ter um conhecimento preciso do modo de transmissão do agente em
questão, da existência de reservatórios naturais e das caraterísticas dos vectores
envolvidos (Shongo, Lubala et al. 2020).

Estas doenças têm frequentemente origem nos países do Sul e ameaçam ou
chegam aos países do Norte, independentemente das fronteiras. A gripe aviária
é um bom exemplo da dimensão global de certas doenças e da necessidade de
as combater a nível global. As medidas de controlo mais eficazes são as que
afectam as fontes. Por um lado, protegermo-nos nos países do Norte significa
apoiar os países do Sul, para que possam controlar estas doenças. A investigação,
nomeadamente a investigação epidemiológica, requer também parcerias
Norte/Sul. Por outro lado, é importante desenvolver novos testes de diagnóstico
e vacinas que sejam não só eficazes, mas também mais 'robustos", menos
dispendiosos e mais fiáveis para serem utilizados nas condições difíceis
encontradas nos países em desenvolvimento (Camus e Lancelot 2007).

Para uma melhor gestão dos surtos, são necessários sistemas de informação que
possam atuar em tempo real e cujas funcionalidades sejam dedicadas à deteção
e análise epidemiológica dos surtos clínicos (Barnouin e Sache 2010).

1. Rastreio e diagnóstico precoce

O objetivo do diagnóstico clínico precoce será o de detetar e documentar
rapidamente dois tipos principais de situações que podem corresponder a surtos.
O primeiro tipo diz respeito ao aparecimento de "síndromes atípicos", ou seja,
síndromes em que o quadro clínico não é atribuível a uma doença listada, ou é

atribuível a uma doença conhecida, mas que apresenta pelo menos uma das seguintes caraterísticas: patologia não conhecida na região de emergência, não conhecida nas espécies afectadas, de gravidade excecional ou recorrente (vírus que cria imunodeficiência e favorece o desenvolvimento de infecções bacterianas recorrentes). Na prática, a deteção de um síndroma atípico pode corresponder quer a uma nova patologia, quer a uma doença rara ou mal documentada que foi "descoberta" por uma maior atenção prestada à atipia (em particular, na sequência da introdução de uma vigilância específica). O segundo tipo de situação clínica a ter em conta para a deteção precoce de doenças emergentes diz respeito às doenças listadas que escolhemos monitorizar a priori porque suspeitamos da sua emergência através de um aumento (aparente ou previsível) da sua incidência; isto baseia-se quer em observações preliminares, quer porque os factores ambientais ou as práticas agrícolas associadas à doença sofreram recentemente, ou são susceptíveis de sofrer, alterações que podem levar a um aumento da incidência da doença (doenças transmitidas por carraças : Doença de Lyme, erliquiose; doenças transmitidas por mosquitos ou Culicoides: Nilo Ocidental, Língua Azul) (Barnouin e VOURC'H 2004).

O criador é o primeiro elo da cadeia de deteção e é geralmente ele que se apercebe das primeiras alterações e sinais clínicos. Eis alguns exemplos de sinais ou comportamentos invulgares que chamarão a atenção do criador e que este deverá comunicar ao veterinário:

- Quaisquer sinais de doença ou comportamentos anormais observados nos seus animais, ou seja, que nunca tenha visto antes (por exemplo, hemorragias, tremores, paralisia, etc.) ou qualquer mortalidade que exceda o limiar habitual;

- Abortos ou problemas de fertilidade;

- Uma diminuição anormal da ingestão de alimentos, do aumento de peso diário ou da produção de leite.

Os médicos veterinários são, juntamente com os agricultores, os principais intervenientes na monitorização do aparecimento de doenças animais emergentes. Uma vez que estão em contacto diário com os animais nas explorações agrícolas, são os primeiros a detetar sinais clínicos invulgares e a tomar as medidas necessárias a tempo, antes que a doença se propague e surja uma epidemia. Têm também um papel fundamental a desempenhar na transmissão de informações entre os agricultores e as autoridades competentes, de modo a que as informações possam ser centralizadas. Esta centralização permite identificar o desenvolvimento de novas doenças numa fase precoce, para que possam ser geridas de forma adequada (Barnouin e VOURC'H 2004, Diricks 2019).

2. Rastreabilidade
A identificação e a rastreabilidade dos animais são instrumentos muito úteis para o controlo eficaz das doenças animais. Quando ocorrem novos surtos, estas medidas facilitam a identificação dos animais e dos produtos animais potencialmente expostos ao agente patogénico e a sua rastreabilidade, de modo a que possam ser aplicadas as medidas de controlo adequadas.

Em caso de introdução de uma doença animal emergente, um fator muito importante para limitar ao máximo a sua propagação é a identificação rápida da sua fonte, ou seja, do animal ou do efetivo que a provocou (rastreabilidade a montante). É desta forma que os vários documentos e certificados podem ser utilizados para identificar os efectivos aos quais estes animais podem ter propagado a doença (rastreabilidade a jusante). Este aspeto é particularmente importante no início de uma epidemia, quando o número de efectivos afectados é ainda reduzido e existe ainda a possibilidade de conter a epidemia. Esta rastreabilidade exige uma atualização rigorosa dos documentos relativos aos movimentos e à identificação dos animais (OIE 2015, Diricks 2018).

2. Vigilância epidemiológica
Uma vigilância eficaz, seja ela ativa (planeada) ou passiva (baseada na deteção de eventos), deve ser realizada antes de qualquer ação de prevenção e controlo das doenças animais. A OMS define a vigilância como "a recolha, compilação e análise sistemáticas e contínuas de dados e a sua divulgação num prazo

compatível com a aplicação das medidas necessárias" (Código Sanitário dos Animais Terrestres do OIE). Para ser eficaz, esta estratégia exige uma comunicação e colaboração óptimas entre todas as partes interessadas, a todos os níveis da cadeia de produção animal, ou seja, desde o agricultor, o seu veterinário e o laboratório local, até às mais altas autoridades veterinárias nacionais (OIE 2015).

Os ciclos epidemiológicos, os factores determinantes e as circunstâncias da emergência e os métodos de controlo não são suficientemente compreendidos e dominados. As abordagens ecológicas e epidemiológicas que utilizam uma série de ferramentas de modelização podem ajudar-nos a compreender epidemiologias complexas e a utilizar modelos preditivos para apoiar a tomada de decisões em termos de vigilância e controlo. O conhecimento do sistema epidemiológico é necessário, mas não suficiente: é necessário conceber e aplicar métodos de vigilância para detetar o aparecimento de novas doenças ou um aumento anormal da frequência de doenças conhecidas. É então necessário avaliar a capacidade das autoridades locais, regionais e nacionais, bem como dos sistemas de saúde, para se envolverem na vigilância e, em seguida, para implementarem medidas de controlo rapidamente, de forma consistente e concertada (Camus e Lancelot 2007).

A melhoria da vigilância epidemiológica das doenças infecciosas é essencial nesta luta. A colaboração com a comunidade veterinária é essencial: foram criados vários programas "One Health" para ajudar os países em desenvolvimento, reforçando a sua capacidade de resposta global. A tecnologia também pode desempenhar um papel importante na previsão do aparecimento de doenças. Por exemplo, a utilização de imagens de satélite pode detetar alterações nos padrões de vegetação em resposta à precipitação. As fotografias de satélite tiradas sobre a África Oriental podem ser utilizadas para prever surtos de febre do Vale do Rift no gado, em resultado do aumento da atividade dos vectores. Os aspectos cruciais do controlo de qualquer nova epidemia incluem o seu reconhecimento precoce, um bom acesso a instalações de diagnóstico adequadas e a divulgação e análise dos dados de vigilância (Choumet 2021).

No caso das doenças transmitidas por vectores (arbovírus), é mais adequado monitorizar os riscos nas populações de vectores do que esperar que apareçam casos em animais e seres humanos. A Organização Mundial de Saúde sublinhou a importância de identificar e monitorizar várias populações de vectores como parte da vigilância global, incluindo os mosquitos que podem transportar e transmitir arbovírus (Ludwig, Zheng et al. 2019).

3. Importância da formação contínua
Para se manter atento e vigilante, para reconhecer facilmente sinais invulgares que anunciam doenças animais emergentes e para as detetar precocemente, é vital estar informado e receber formação, o que diz respeito tanto aos agricultores como aos veterinários.

Os meios utilizados para divulgar a informação são variados: as autoridades fornecem geralmente brochuras e cartazes, organizam cursos de formação contínua organizados por organizações profissionais, as autoridades competentes ou em colaboração com organismos internacionais (FAO-OMS) e os meios de comunicação social. A fim de transmitir as informações mais recentes rapidamente e de forma orientada, algumas instituições criam o seu próprio sistema de divulgação de informações, como um boletim informativo, um sítio Web ou artigos de notícias que tratam de novas informações ou actualizações à medida que estas ficam disponíveis (Diricks 2018).

III. Meios de prevenção
O objetivo é identificar os problemas antes de eles surgirem, através de uma melhor prevenção. Ao mesmo tempo, temos de estar preparados para gerir epidemias e crises. Temos de ser mais pró-activos do que reactivos face às doenças animais emergentes. Não só a gestão de crises custa mais do que a sua prevenção, como também, como já foi dito, as crises podem minar a confiança dos consumidores e a saúde pública. Além disso, as medidas de luta contra as doenças animais nem sempre conduzem ao seu desaparecimento total. As epidemias têm consequências para os agricultores, a sociedade e a economia. O

objetivo é, portanto, evitar o aparecimento destas doenças ou minimizar o seu impacto (Diricks 2018). A eficácia das políticas de prevenção e de controlo depende da boa governação e da qualidade dos serviços veterinários, cuja conformidade com as normas e orientações da OMS sobre o controlo das doenças animais é uma condição prévia essencial (OIE 2015).

1. Aplicação de medidas de biossegurança

1.1. Medidas gerais de biossegurança

Todos os intervenientes na saúde animal devem trabalhar em conjunto para melhorar continuamente as medidas de prevenção. As medidas gerais de biossegurança são as seguintes

* Cumprimento de boas práticas de higiene e de boas práticas de criação na exploração.

*Identificação e rastreabilidade dos animais;

* Controlo das importações nas fronteiras e do comércio ilegal;

* Vigilância das doenças animais; (Diricks 2018).

Para limitar o risco de introdução de doenças a partir de uma dada exploração, o agricultor deve aplicar as seguintes medidas, em colaboração com o veterinário e sob a sua supervisão

• Introduzir novos animais na quinta :

-Comprar apenas animais com um estado de saúde igual ou superior ao da exploração;

- Evite animais que tenham passado por um mercado ou centro de agrupamento, uma vez que estiveram em contacto com outros animais e correm um maior risco de introduzir agentes patogénicos;

- Impedir a entrada de animais doentes na exploração;

- Isolar os animais recém-introduzidos (quarentena) até à visita do veterinário da exploração e/ou até se conhecerem os resultados dos testes aquando da compra;

- Limitar, na medida do possível, a introdução na exploração de animais de várias origens, a fim de limitar o risco de introdução de um animal doente;

- Respeitar a legislação relativa ao transporte e ao comércio de animais (certificados sanitários, higiene, quarentena, etc.).

- <u>Tratamento dos animais :</u>

- Isolar os animais doentes para os vigiar e evitar a transmissão da doença a outros animais da exploração;

- Assegurar que os animais tenham um bem-estar adequado. Os animais alojados em estábulos mal ventilados ou os animais stressados são mais susceptíveis a doenças;

- Utilizar alimentos adequados e de qualidade.

- Evitar alimentar com resíduos de cozinha, respeitar as espécies animais visadas e manter os comedouros limpos;

- Cuidar e tratar corretamente os animais, mesmo no caso de infecções relativamente inofensivas, como vermes, sarnas, ácaros, etc., uma vez que estas as tornam mais vulneráveis a outras doenças;

- Aplicar o calendário de vacinação estabelecido pelas autoridades

Os visitantes que entram em contacto profissional com animais de outras explorações (veterinários, técnicos, inseminadores, etc.) apresentam um maior risco de introduzir agentes patogénicos numa exploração, razão pela qual é tão importante gerir o acesso à exploração e proibi-lo em determinadas situações.

- <u>Acesso dos visitantes à quinta :</u>

- Utilizar vestuário pertencente à empresa;

-Instalar pedilúvios para desinfetar o calçado à entrada dos estábulos;

- Mantenha as suas mãos limpas;

- Impedir o acesso de pessoas não autorizadas aos estábulos, fechando-os à chave, se possível;

- Manter um livro de registo com todas as pessoas que visitam a exploração (nome, data, motivo da visita) é importante no caso de um surto;

- Limpar e desinfetar regularmente o equipamento, os veículos e as instalações (após cada utilização) utilizando desinfectantes aprovados;

- <u>Controlo das pragas e dos animais não pertencentes à exploração:</u>

- Controlo de pragas, como roedores e insectos, que podem transmitir doenças,

- Proibir o acesso de animais de estimação, como cães e gatos, etc., aos estábulos;

- Evitar que os animais domésticos entrem em contacto com animais selvagens;

- Minimizar o contacto entre animais de espécies diferentes;

- Gerir corretamente as carcaças, impedindo o acesso a outros animais da exploração, armazenando-as num local fácil de desinfetar, retirando-as frequentemente, etc;

- Sempre que possível, utilizar o sistema "tudo dentro - tudo fora" e aplicar um vácuo sanitário (Diricks 2018).

1.2. Medidas específicas após a deteção de uma doença emergente

A deteção precoce é a chave para um diagnóstico e uma resposta rápidos, bem como para uma gestão eficaz das doenças animais emergentes. Algumas doenças animais emergentes são contagiosas e propagam-se rapidamente através das fronteiras. A resposta rápida e a gestão das doenças animais numa fase precoce são essenciais para a aplicação de medidas de biossegurança eficazes, cujos objectivos são :

- Limitar a propagação da doença a outras explorações e evitar uma epidemia ou limitar as suas consequências;

- Aplicar medidas de controlo adequadas e ser capaz de comunicar eficazmente sobre as mesmas;

- Reduzir o custo, a dificuldade e a dimensão da luta e obter melhores resultados.

As consequências de uma doença ou de uma epidemia podem ser reduzidas se os riscos forem detectados precocemente e se houver um intercâmbio rápido de informações entre os parceiros envolvidos. O bom funcionamento de uma rede de agricultores, veterinários e autoridades no terreno, com uma transmissão óptima da informação, é de importância crucial na luta contra as doenças animais emergentes (Barnouin e VOURC'H 2004).

As medidas de biossegurança podem ser aplicadas a vários níveis: a nível da exploração, durante o transporte e o comércio de animais, em termos de monitorização dos animais e de deteção precoce de doenças animais na exploração.

1.2.1. Medidas aplicadas pelo criador
Os agricultores são as primeiras pessoas que podem evitar ou limitar o risco de introdução de doenças animais nas suas explorações. Podem também evitar a propagação de doenças a outras explorações. Através da aplicação de medidas de biossegurança, em colaboração com o veterinário.

Os agricultores são os únicos que podem observar e inspecionar diariamente os animais na sua exploração, detetar quaisquer sinais invulgares ou comportamentos anormais nesses animais e contactar o veterinário o mais rapidamente possível. O veterinário avaliará a situação, decidirá as medidas a tomar, se necessário (análises laboratoriais, comunicação às autoridades, etc.) e, com a colaboração dos agricultores, aplicará as medidas de controlo necessárias.

1.2.2. Medidas aplicadas pelo médico veterinário
Os médicos veterinários têm também um papel vital a desempenhar para garantir a manutenção de uma biossegurança óptima, a fim de evitar a propagação de agentes patogénicos, e para aconselhar os agricultores sobre as melhores práticas a aplicar.

Os médicos veterinários têm uma grande responsabilidade na prevenção e/ou limitação da transmissão de doenças contagiosas entre explorações. Os médicos veterinários são as pessoas certas para aconselhar os agricultores em matéria de biossegurança, a fim de evitar a introdução de agentes patogénicos nas explorações.

Os agentes patogénicos não devem ser transportados pelos médicos veterinários entre diferentes explorações ou animais. Os médicos veterinários são, por conseguinte, obrigados a aplicar determinadas medidas específicas de biossegurança:

• Lavar as mãos com um desinfetante antes e depois de cada visita e entre o manuseamento de animais diferentes ou de animais de lotes diferentes;

• Utilizar pedilúvios à entrada e à saída de cada estábulo;

• Utilizar equipamento de contenção dos animais da própria exploração ou lavar e desinfetar o equipamento de contenção entre utilizações; isto também se aplica ao equipamento de diagnóstico;

• Utilizar uma agulha nova para cada animal, mesmo que sejam da mesma exploração ou lote;

• Os automóveis podem ser vectores mecânicos de certos agentes patogénicos; recomenda-se que sejam estacionados numa área especial, o mais longe possível dos estábulos ou, de preferência, fora da exploração;

• Usar calçado e vestuário limpos ou aventais descartáveis (Diricks 2019).

O conceito de notificação obrigatória é muito importante. É através da notificação obrigatória que as autoridades têm a possibilidade de conter a tempo uma epidemia de uma doença contagiosa, ou seja, antes que esta se torne incontrolável.

1.1.3. Medidas aplicadas a nível nacional

1.1.3.1. Nos países ricos

Nos países de rendimento elevado, a tendência é para controlar as principais doenças infecciosas organizando a vigilância (redes, planos, profilaxia), supervisionando os movimentos dos animais domésticos, vacinando ou aplicando outras medidas decididas caso a caso (por exemplo, o confinamento das aves de capoeira durante os períodos de migração para limitar o risco de contaminação por vírus da gripe). A gestão dos riscos baseia-se na capacidade das partes interessadas para financiar actividades de saúde animal e na perda de rendimentos dos produtores (perda de rendimentos dos criadores, restrições comerciais, etc.) (Ministério da Agricultura 2023).

1.1.3.2. Nos países em desenvolvimento

Os países de rendimento baixo e médio são geralmente mais vulneráveis, porque têm menos capacidade para monitorizar as doenças animais e implementar operações de saúde animal para as combater. No entanto, mais do que o nível de rendimento nacional, são sobretudo as caraterísticas do sistema alimentar local (nomeadamente em termos de densidade populacional animal) que determinam as consequências do aquecimento global (intensidade e natureza dos efeitos) (Leboucq 2019). Nas regiões com grandes explorações pecuárias intensivas, uma epizootia pode assumir uma grande dimensão e ter impactos macroeconómicos consideráveis: os focos epizoóticos são favorecidos pela concentração de indivíduos e a gestão inclui medidas restritivas (proibições de circulação, por vezes acompanhadas de desclassificação do estatuto sanitário na aceção da Organização Mundial da Saúde Animal (OIE), abate, etc.). Todo o sector agrícola e comercial pode ser afetado. Nas regiões onde predomina a agricultura familiar de subsistência, as doenças persistem frequentemente numa forma endémica que pode conduzir a crises. Só as explorações infectadas são então afectadas (doença ou morte de animais que conduzem a perdas económicas) (Ministério da Agricultura 2023).

2. Medidas de profilaxia médica

2.1. Vacinação
A vacinação é muito útil na prevenção e no controlo de muitas doenças, desde que esteja em conformidade com um programa de controlo sanitário existente. No entanto, a vacinação por si só não alcançará os resultados desejados se o programa de vacinação não estiver integrado numa estratégia de controlo integrada baseada numa combinação de medidas de controlo.

2.2. Estratégia de vacinação
Se a vacinação for uma das soluções escolhidas para prevenir uma doença, o país assegurar-se-á de que as condições prévias estão reunidas antes de lançar uma política de vacinação específica, para lhe dar todas as hipóteses de sucesso.

Antes de ser introduzida, é essencial garantir a qualidade das vacinas e definir as condições em que qualquer política de vacinação será um dia interrompida (estratégia de saída).

2.3. Vacinas :
As vacinas devem ser fabricadas em conformidade com as diretrizes internacionais descritas no Manual de Testes de Diagnóstico e Vacinas para Animais Terrestres da OMS. Para a maioria das vacinas, a implementação bem sucedida de uma campanha de vacinação exige o respeito permanente da cadeia de frio (controlo contínuo da temperatura). Em algumas regiões em desenvolvimento, a OMS criou bancos regionais de vacinas para apoiar os seus países membros contra a raiva, a febre aftosa e a peste dos pequenos ruminantes em situações de emergência (OIE 2015, OMS 2024).

IV. A importância da comunicação
A comunicação é uma das principais ferramentas na luta contra as doenças emergentes, por duas razões. Em primeiro lugar, porque a aplicação rigorosa das medidas de prevenção veiculadas pela comunicação é a melhor ferramenta para travar qualquer doença emergente e, em segundo lugar, porque, no caso das doenças emergentes conhecidas, as equipas de saúde depararam-se frequentemente com a incredulidade e mesmo a hostilidade do público em geral

(Seytre 2016). As doenças emergentes são objeto de uma grande cobertura mediática, o que realça o papel desempenhado pelos organismos de investigação na sua compreensão e controlo. Em cada crise sanitária, os investigadores são muito solicitados, como aconteceu no inverno e na primavera de 2006 com a GAAP (entrevistas, artigos e reportagens na imprensa escrita, na rádio e na televisão). As revistas científicas estão muito interessadas em informações provenientes de áreas no centro dos ciclos epidemiológicos. Por conseguinte, foi possível publicar resultados sobre a GAAP, a FVR e o NMP nas principais revistas científicas (Camus e Lancelot 2007).

Colaboração e comunicação. Se as medidas de controlo ainda tiverem de ser implementadas porque a doença conseguiu, no entanto, estabelecer-se e propagar-se, a colaboração e a comunicação entre todos os parceiros envolvidos são essenciais para o sucesso dessas medidas de controlo. A colaboração dos agricultores é igualmente importante no âmbito das visitas do veterinário da exploração responsável pela vigilância epidemiológica das doenças animais (Diricks 2018).

É claro que os rumores, os equívocos e a hostilidade têm, por vezes, raízes culturais, sociais e políticas profundas, que seria ilusório esperar eliminar com uma boa estratégia de comunicação. Mas a comunicação deve, no mínimo, reduzi-los em vez de os reforçar (Seytre 2016).

1. Desenvolvimento da mensagem :

O desenvolvimento de mensagens de comunicação de risco deve incluir elementos constituintes como: informação de natureza técnica, ou seja, dados factuais e números para apoiar as mensagens-chave; os valores culturais da população devem ser tidos em conta; os indivíduos e os Serviços Veterinários que comunicam sobre os riscos devem inspirar confiança (este é de longe o fator mais importante!); a credibilidade do porta-voz e dos Serviços Veterinários; a expressão de apoio e empatia.); a credibilidade do porta-voz e dos serviços veterinários; a expressão de apoio e de empatia: as pessoas ouvem melhor e estão mais atentas à mensagem se sentirem que a pessoa que a transmite mostra empatia e está preocupada (OMS 2015).

Uma mensagem que segue as boas práticas de comunicação em matéria de saúde animal, tal como apresentadas no guia da OMS, baseia-se em sete termos-chave, designados por 7 C (WHOA 2015):

Concentração: uma mensagem tem de polarizar a atenção, indo rapidamente ao assunto e apresentando argumentos convincentes.

Clarificar as mensagens: é essencial clarificar o significado da mensagem, explicar o significado das estatísticas e explicar a terminologia utilizada.

Comunicar os benefícios: é necessário ser explícito sobre os benefícios, por exemplo: "as suas vacas serão saudáveis e produzirão mais leite; isto protegerá o seu rebanho e consolidará o rendimento da sua exploração".

Apostar na coerência: Todos os dados comunicados devem ser coerentes, incluindo os dados estatísticos e factuais e os apelos à mobilização.

Considerar o CORAÇÃO e a CABEÇA: As pessoas percepcionam a informação comunicada não só visual e auditivamente, mas também através dos seus sentimentos. Os temas e as mensagens que apelam aos sentimentos e às emoções têm, por isso, mais probabilidades de serem ouvidos, compreendidos e reagidos, abrindo a porta à ação e à mudança.

Criar confiança: a confiança será construída com base na qualidade do conteúdo técnico, no respeito pelos valores do público, na credibilidade dos serviços veterinários ou dos seus oradores e no interesse que estes demonstrarão.

Canalizar para a ação: Para provocar a mudança de comportamento desejada, a comunicação DEVE ser canalizada para uma palavra de ordem.

2. Mensagens a evitar:
Os erros a evitar na comunicação são :

<u>Mensagens apenas com informações técnicas :</u>

Existe uma ideia errada generalizada entre os especialistas de que a transparência e a exatidão são os garantes de uma boa comunicação dos riscos. No entanto, a informação técnica (números e dados factuais para apoiar as mensagens-chave), embora central para a comunicação dos riscos, está longe de ser suficiente. Uma mensagem deve ser clara e adaptada à população-alvo.

<u>Mensagens que proíbem actividades quotidianas ou tradicionais</u>: <u>mensagens que promovem mudanças de comportamento</u>

Um erro sistemático de comunicação que decorre da estratégia de comunicação indiferenciada, que consiste em pedir às pessoas que mudem o seu comportamento quando a doença emergente não constitui uma ameaça concreta. No "período pré-epidémico", a OMS recomenda a difusão de "mensagens-chave para reduzir os comportamentos de risco e facilitar a adoção de práticas que previnam a infeção ou reduzam a transmissão comunitária". Caso contrário, estas mensagens serão confrontadas com uma certeza reforçada pela experiência quotidiana, pois apesar de tudo o que a população ouve, continuará as suas actividades sem que a doença apareça. Como referem Wilkinson e Leach, "um conhecimento erróneo que entra em conflito com a experiência das pessoas dá origem a desconfiança". Este tipo de mensagem deve ser evitado, pois é ineficaz na prevenção de uma doença emergente e no combate a uma epidemia em curso, não só porque dilui as mensagens essenciais e desperdiça energia desnecessária, mas sobretudo porque mina a credibilidade de toda a comunicação sobre a doença em causa, num contexto em que a descrença é um dos principais obstáculos ao sucesso da prevenção (Wilkinson e Leach 2015, Seytre 2016).

<u>Mensagens não científicas ou nocivas</u>:

Estas mensagens diluem a comunicação sobre as verdadeiras precauções a tomar, mas só podem aumentar a desconfiança. O que é que o público deve pensar perante uma acumulação de recomendações e mensagens sem relação entre si, refutadas pela experiência e, evidentemente, sem qualquer explicação?

Há muito que está provado que a coerção, por si só, é ineficaz na luta contra uma doença emergente, que só pode basear-se na confiança e no apoio do público (Seytre 2016).

<u>Mensagens que provocam ansiedade</u>:

A OMS recomenda que, "no período pré-epidémico", sejam divulgadas "definições de casos simplificadas" para a "vigilância baseada na comunidade" (Seytre 2016).

3. Comunicação de mensagens :

As mensagens podem ser comunicadas de três formas principais:

• Elaborando e divulgando relatórios simples, completos e explícitos, geralmente reservados às autoridades, para explicar a situação.

• Através de reuniões e discussões principalmente com os vários parceiros (ministérios) e a comunidade científica.

• Através dos meios de comunicação social locais, regionais e nacionais, principalmente para apresentar a situação ao público em geral.

• Cartazes, folhetos, etc. - um método muito utilizado para divulgar informações e avisos nas administrações, escolas, aeroportos, etc.

O porta-voz dos Serviços Veterinários é a pessoa mais procurada quando ocorrem surtos de doenças e o seu papel é comunicar a informação que o público quer ou precisa, de modo a prevenir e reduzir os perigos, a propagação de doenças e a mortalidade animal. O porta-voz pode dar vida aos Serviços, construindo uma base de confiança e credibilidade, e reunindo apoio para a resposta de saúde e bem-estar animal. Os serviços veterinários serão frequentemente solicitados a falar sobre doenças emergentes e zoonóticas (OMS 2015).

Conclusão

As alterações climáticas e as alterações ambientais fazem parte das alterações globais que afectam os ecossistemas e favorecem o aparecimento e o ressurgimento de doenças animais. As doenças infecciosas que se pensava terem sido vencidas no final do século XX voltam a ser notícia devido ao aparecimento ou reaparecimento de novas doenças. Na maior parte das vezes, a causa das alterações da situação epidemiológica não é única, mas multifatorial; no entanto, é importante estar consciente da importância dos factores humanos nestas alterações. As interações complexas entre as alterações climáticas, os hospedeiros, os vectores e o ambiente facilitaram a propagação de uma série de vírus, incluindo a febre catarral na Europa, a febre do Vale do Rift em África e os vírus da gripe altamente virulentos na Ásia.

A fim de combater eficazmente estas doenças emergentes ou reemergentes, é necessário detectá-las o mais cedo possível. A deteção precoce e o diagnóstico rápido de doenças animais emergentes são vitais se quisermos responder rapidamente, agir eficazmente e limitar, tanto quanto possível, os danos causados por qualquer epidemia. Neste contexto, a vigilância epidemiológica e a investigação desempenham um papel vital. Além disso, como muitas destas doenças são zoonoses, uma colaboração equilibrada entre médicos e veterinários, em conformidade com o preconizado pelo conceito de 'uma só saúde", parece essencial para um melhor controlo das doenças emergentes (Dufour 2017).

Referências

1. Afssa (2005). Relatório sobre a avaliação do risco de ocorrência e desenvolvimento de doenças animais à luz do possível aquecimento global.

2. Ajana, F. e e. al (2022). ePILLY Trop doenças infecciosas tropicais

3. Akther, M., S. H. Akter, S. Sarker, J. W. Aleri, H. Annandale, S. Abraham e J. M. Uddin (2023). "Fardo global da doença de pele irregular, surtos e desafios futuros". Viruses **15**(9): 1861.

4. Angot, J.-L. (2009). "Vigilância e controlo dos riscos de importação de doenças animais infecciosas: o papel da OIE e dos serviços veterinários". Bulletin de l'Académie nationale de médecine **193**(8): 1861-1870.

5. Badillo, A. (2024, 12-03-2024). "Aquecimento global: causas e consequências" Recuperado em 28-9-2024, 2024, de https://climate.selectra.com/fr/comprendre/rechauffement- clima.

6. Barnouin, J. e I. Sache (2010). Les maladies émergentes: épidémiologie chez le végétal, l'animal et l'homme, Éditions Quae.

7. Barnouin, J. e G. VOURC'H (2004). "Doenças emergentes: um desafio para o desenvolvimento sustentável da produção animal". INRAE Productions Animales **17**(5): 355-363.

8. Ben Ali, M. e a. al (2022). "Estudo serológico da febre do vale do rifte em camelídeos na Tunísia". Bulletin zoosanitaire **24**: 10-15.

9. Black, P. e M. Nunn (2009). Impact of climate and environmental change on emerging and re-emerging animal diseases on livestock production As alterações climáticas têm um impacto significativo na emergência e reemergência de doenças animais. OIE. Paris **1-13**.

10. Bouaicha, F., A. Eisenbarth, K. Elati, A. Schulz, B. B. Smida, M. Bouajila, L. Sassi, M. Rekik, M. H. Groschup e M. K. Khbou (2021). "Investigação epidemiológica da infeção pelo vírus da febre hemorrágica da Crimeia-Congo entre os camelos de uma corcova (Camelus dromedarius) no sul da Tunísia." Carraças e doenças transmitidas por carraças **12**(1): 101601.

11. Bouchard, C., A. Dibernardo, J. Koffi, H. Wood, P. Leighton e L. Lindsay (2019). "Aumento do risco de doenças transmitidas por carrapatos no contexto das mudanças climáticas e ambientais". Relatório de Doenças Transmissíveis do Canadá **45**: 89-98.

12. Brugère-Picoux, J. e B. Chomel (2009). "Riscos de introdução e estabelecimento na Europa de doenças infecciosas exóticas". Bulletin de l'Académie nationale de médecine **193**(8): 1805-1819.

13. Camus, E. e R. Lancelot (2007). "Doenças emergentes dos animais: desafios e oportunidades". Bulletin de l'Académie vétérinaire de France **160**(3): 223-228.

14. Carlson, C. J., G. F. Albery, C. Merow, C. H. Trisos, C. M. Zipfel, E. A. Eskew, K. J. Olival, N. Ross e S. Bansal (2022). "A mudança climática aumenta o risco de transmissão viral entre espécies". Nature **607**(7919): 555-562.

15. Cheung, W. W., J. L. Sarmiento, J. Dunne, T. L. Frolicher, V. *W.* Lam, M. Deng Palomares, R. Watson e D. Pauly (2013). "O encolhimento dos peixes exacerba os impactos das mudanças globais do oceano nos ecossistemas marinhos". Nature Climate Change **3**(3): 254-258.

16. Chevalier, V., F. Courtin, H. Guis, A. Tran e L. Vial (2015). "Alterações climáticas e doenças animais transmitidas por vectores". Alterações climáticas e agricultura mundial: 96.
17. Choumet, V. (2021). "Lidar com o surgimento de doenças virais infecciosas, um desafio contemporâneo". Actualités Pharmaceutiques **60**(608): 16-20.
18. Das, M., M. S. R. Chowdhury, S. Akter, A. K. Mondal, M. J. Uddin, M. M. Rahman e M. M. Rahman (2021). "Uma revisão atualizada sobre a doença de pele irregular: perspetiva dos países do sudeste asiático." J. adv. biotechnol. exp. ther **4**(3): 322-333.
19. Diricks, H. (2018). Doenças emergentes dos animais A. F. p. l. S. d. l. C. Food.
20. Diricks, H. (2019). Doenças emergentes dos animais

21. Folheto informativo para veterinários. A. F. p. l. S. d. l. C. Alimentação.
22. Dufour, B. (2017). "As causas do surgimento de doenças infecciosas". Bulletin de l'Académie Nationale de Médecine **201**(7-9): 1189-1195.
23. Dungu, B. e A. Anyamba (2020). "Febre do Vale do Rift: uma emergência de saúde recorrente que precisa de ser abordada." Boletim da OMS: 6.
24. FAO (2020). Saúde animal e alterações climáticas, Organização das Nações Unidas para a Alimentação e a Agricultura
25. Gérin, M., P. Gosselin, S. Cordier, C. Viau, P. Quénel e É. Dewailly (2003). Ambiente e saúde pública: Fundamentos e práticas, Édisem/Tec & Doc.
26. Githeko, A. K., S. W. Lindsay, U. E. Confalonieri e J. A. Patz (2001). "Alterações climáticas e doenças transmitidas por vectores: uma análise regional". Boletim da Organização Mundial de Saúde: o jornal internacional de saúde pública: coleção de artigos 2001; 4: 6272.
27. Hassine, T. B., J. Amdouni, F. Mónaco, G. Savini, S. Sghaier, I. B. Selimen, *W.* Chandoul, K. B. Hamida e S. Hammami (2017). "Doenças emergentes transmitidas por vetores em dromedários na Tunísia: Nilo Ocidental, língua azul, doença hemorrágica epizoótica e febre do Vale do Rift". Jornal de Investigação Veterinária de Onderstepoort **84**(1): 1-3.
28. Huntington, B., T. M. Bernardo, M. Bondad-Reantaso, M. Bruce, B. Devleesschauwer, W. Gilbert, D. Grace, A. Havelaar, M. Herrero e T. L. Marsh (2021). "Carga global de doenças animais: uma nova abordagem para compreender e gerir as doenças no gado e na aquicultura". OIE Scientific and Technical Review **40**(2): 567-584.
29. Jansen, A., E. Luge, B. Guerra, P. Wittschen, A. D. Gruber, C. Loddenkemper, T. Schneider, M. Lierz, D. Ehlert e B. Appel (2007). "Leptospirose em javalis urbanos, Berlim, Alemanha". Emerging infectious diseases **13**(5): 739.
30. Khamassi Khbou, M., R. Romdhane, F. Bouaicha Zaafouri, M. Bouajila, L. Sassi, S. K. Appelberg, A. Schulz, A. Mirazimi, M. H. Groschup e M. Rekik (2021). "Presença de anticorpos contra o vírus da febre hemorrágica da Crimeia Congo em ovelhas na Tunísia, Norte de África." Medicina veterinária e ciência **7**(6): 2323-2329.
31. Leboucq, N. (2019). "Questões relacionadas a doenças endêmicas de alta carga no sul". Bulletin de l'Académie Vétérinaire de France **172**(1): 22-27.
32. Ludwig, A., H. Zheng, L. Vrbova, M. Drebot, M. Iranpour e L. Lindsay (2019). "Aumento do risco de doenças endémicas transmitidas por mosquitos no Canadá

devido às alterações climáticas." Relatório sobre Doenças Transmissíveis do Canadá **45**(4): 99-107.

33. Masson-Delmotte, V., P. Zhai, A. Pirani, S. Connors, C. Péan, S. Berger e B. Zhouj (2021). Climate Change 2021. The Physical Science Basis, Cambridge, Cambridge University Press.

34. MelloukiHanane (2023). Contribution à l'analyse du régime climatique de quelques stations de l'Est algérien, centro universitário de abdalhafid boussouf-MILA.

35. Miner, K. R., M. R. Turetsky, E. Malina, A. Bartsch, J. Tamminen, A. D. McGuire, A. Fix, C. Sweeney, C. D. Elder e C. E. Miller (2022). "Emissões de carbono do permafrost em um Ártico em mudança". Nature Reviews Earth & Environment **3**(1): 55-67.

36. Ministério da Agricultura, d. l. s. a. e. d. l. f. (2023). "Controlo das doenças animais no contexto das alterações climáticas - Análise n.º 184". Recuperado em 27-9-2024, 2024, de https://agriculture.gouv.fr/la-lutte-contre-les-maladies-animales-dans-le-contexte-du- changement-climatique.

37. Nações Unidas. (2018, 9-3-2018). "Controle de doenças animais: mais de 4.700 veterinários treinados em 25 países pela FAO e USAID". Saúde Recuperado em 1-10-2024, 2024.

38. Nações Unidas. (2024). "Ação climática" Alterações climáticas Recuperado em 27-9-2024, 2024, de https://www.un.org/fr/climatechange/what-is-climate-change.

39. Ng, V., E. Rees, L. Lindsay, M. Drebot, T. Brownstone, T. Sadeghieh e S. Khan (2019). "As mudanças climáticas podem levar à disseminação de doenças exóticas transmitidas por mosquitos no Canadá". Relatório de Doenças Transmissíveis do Canadá **45**(4): 108-118.

40. Noël, H. e S. publique France (2019). Alterações climáticas e risco infecioso: impactos conhecidos, desconhecidos e não reconhecidos. 20ª edição das Jornadas Internacionais de Infeciologia de Lyon - França.

41. Ogden, N. e P. Gachon (2019). "Mudanças climáticas e doenças infecciosas: o que podemos esperar". Relatório sobre Doenças Transmissíveis do Canadá **45**(4): 83-88.

42. OIE (2015). Prevenção e controlo das doenças animais. OMSA. Versão em linha: www.oie.int

43. Olivero, J., J. E. Fa, M. Á. Farfán, A. L. Márquez, R. Real, F. J. Juste, S. A. Leendertz e R. Nasi (2020). "As atividades humanas ligam a presença de morcegos frugívoros a surtos da doença do vírus Ebola". Mammal Review **50**(1): 1-10.

44. OMS. (2024). "Doenças emergentes". Tópicos de Saúde Recuperado em 27-9-2024, 2024, de **https://www.emro.who.int/fr/health-topics/emerging-diseases/Page-1.html.**

45. OMS (2015). Guia de comunicação para serviços veterinários

46. WHOA. (2024). "Quem somos nós? Recuperado em 3-10-2024, de https://www.woah.org/fr/qui-nous-sommes/.

47. Pepin, M., P. Boireau, F. Boué, J. Castric, F. Cliquet, Y. Douzal, A. Jestin, F. Moutou e S. Zientara (2007). "Emergência de doenças infecciosas animais e humanas". INRAE Productions Animales **20**(3): 199-206.

48. Perrin, L., G. Limon-Vega e S. Bacigalupo (2024). Lumpy Skin Disease in North Africa, Departamento do Ambiente, Alimentação e Assuntos Rurais
49. Puget, J.-L., R. Blanchet, J. Salençon e A. Carpentier (2010). le changement climatique, Institut de France- Académie des sciences: 24.
50. Quiggin, D., K. De Meyer, L. Hubble-Rose e A. Froggatt (2021). Avaliação do risco de alterações climáticas 2021
51. Rekik, S., I. Hammami, O. Timoumi, D. Maghzaoua, M. Khamassi Khbou, A. Schulz, M. H. Groschup e M. Gharbi (2024). "Uma revisão sobre as infecções por febre hemorrágica da Crimeia-Congo na Tunísia". Doenças Transmitidas por Vectores e Zoonóticas.
52. Sanguine, Y. (2021). Uma saúde Doenças animais emergentes sob vigilância. Dossier de imprensa CIRAD: 32.
53. Seguin, B. e J.-F. Soussana (2008). "Emissões de gases com efeito de estufa e alterações climáticas: causas e consequências observadas para a agricultura e a pecuária". Le Courrier de l'environnement de l'INRA **55**(55): 79-91.
54. Selmi, R., A. Mamlouk, M. B. Said, H. B. Yahia, H. Abdelaali, F. B. Chehida, M. Daaloul-Jedidi, A. Gritli e L. Messadi (2020). "Primeira evidência sorológica do flebovírus da febre do Vale do Rift em camelos tunisianos". Ata tropica **207**: 105462.
55. Seytre, B. (2016). "As andanças da comunicação da doença do vírus Ebola". Bull Soc Pathol Exot **109**(4): 314-323.
56. Shongo, M. Y. P., T. K. Lubala, O. Mukuku, A. K. Mutombo, P. M. Bunga, A. M. Tambwe, M. B. Ekwalanga, O. N. Luboya e S. O. Wembonyama (2020). "Doenças infecciosas emergentes: transmissão e epidemiologia". PAMJ-One Health **3**(11).
57. Swynghedauw, B. e J.-L. Wemeau (2021). "Relatório 20-07. Consequências das alterações climáticas na saúde humana e animal." Bulletin de l'Académie Nationale de Médecine **205**(3): 219-226.
58. Tazerji, S. S., R. Nardini, M. Safdar, A. A. Shehata e P. M. Duarte (2022). "Uma visão geral das acções antropogénicas como motores de doenças zoonóticas emergentes e reemergentes". Pathogens **11**(11): 1376.
59. Thornton, P. K., P. G. Jones, G. Alagarswamy, J. Andresen e M. Herrero (2010). "Adapting to climate change: agricultural system and household impacts in East Africa". Agricultural systems **103**(2): 73-82.
60. Toma, B. e E. Thiry (2003). "O que é uma doença emergente". Epidemiologia e Saúde Animal **44**: 1-11.
61. Tuppurainen, E. e N. Galon (2016). Doença da pele nodular: situação atual na Europa e regiões vizinhas e medidas de controlo necessárias para travar a sua propagação no sudeste da Europa Comissão Regional Europeia do OIE: 12.
62. Valingot, M., M. Chaumien, C. Sourd e P. Cannet (2015). Impactos das alterações climáticas nas espécies WWF: 21.
63. Wang, W.-H., A. Thitithanyanont, A. N. Urbina e S.-F. Wang (2021). Doenças emergentes e reemergentes, MDPI. **10**: 827.
64. Wannous, C. (2024). A importância da abordagem "Uma Só Saúde" para combater as epidemias e pandemias zoonóticas emergentes e reemergentes - A perspetiva da saúde animal. D. d. p. geral, Organização Mundial da Saúde Animal

65. Wilkinson, A. e M. Leach (2015). "Briefing: Ebola - mitos, realidades e violência estrutural". African Affairs **114**(454): 136-148.
66. Wright, P. F. (2022). "Doenças infecciosas em animais: a importância do diagnóstico".
67. Zouaghi, K., A. Bouattour, H. Aounallah, R. Surtees, E. Krause, J. Michel, A. Mamlouk, A. Nitsche e Y. M'ghirbi (2021). "Primeira evidência serológica do vírus da febre hemorrágica da Crimeia-Congo e do vírus da febre do Vale do Rift em ruminantes na Tunísia." Pathogens **10**(6): 769.

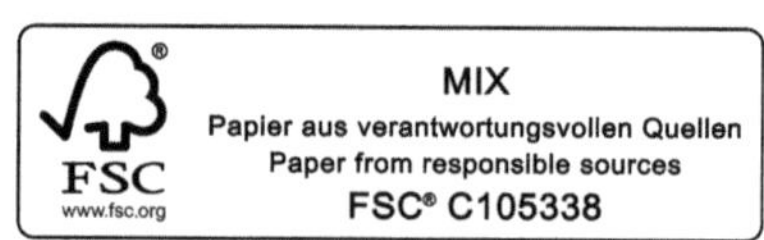

Printed by Books on Demand GmbH, Norderstedt / Germany